Springer-Lehrbuch

T0175245

Marian C. Poetzsch

Spannende Fälle aus der Akutmedizin

Von der Notaufnahme zur Intensivstation

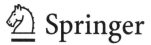 Springer

Marian C. Poetzsch
Klinikum Landshut,
Landshut

ISBN 978-3-662-46606-3   ISBN 978-3-662-46607-0 (eBook)
DOI 10.1007/978-3-662-46607-0

Die Deutsche Nationalbibliothek verzeichnet diese Publikation in der Deutschen National-
bibliografie; detaillierte bibliografische Daten sind im Internet über http://dnb.d-nb.de
abrufbar.

Cartoons von Claudia Strysky, München
Umschlaggestaltung: deblik Berlin
Fotonachweis Umschlag: © Claudia Strysky, München
Satz: Fotosatz-Service Köhler GmbH, Reinhold Schöberl, Würzburg

Gedruckt auf säurefreiem und chlorfrei gebleichtem Papier

Springer-Verlag ist Teil der Fachverlagsgruppe Springer Science+Business Media
www.springer.com

Der Autor und die Protagonisten

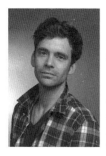

Dr. M. C. Poetzsch

Dr. M. C. Poetzsch, geboren 1976 in München, studierte Medizin in Buenos Aires und in München an der LMU. Seine Ausbildung zum Facharzt für Innere und Allgemeinmedizin machte er in den Bereichen Innere Medizin, Chirurgie, Pädiatrie und Anästhesie. Nach der Weiterbildungszeit in der Allgemeinarztpraxis war er zuletzt 5 Jahre in der Notfall- und Intensivmedizin im Städtischen Klinikum München Bogenhausen und Schwabing tätig. Seit 2015 leitet er als Oberarzt die internistische Notaufnahme des Klinikums Landshut.

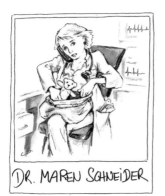

Dr. Maren Schneider, Assistenzärztin, Notaufnahme, Innere Medizin

Maren Schneider befindet sich in der Ausbildung zur Internistin. Sie hat 3 Jahre im Krankenhaus in der Inneren Medizin gearbeitet und ist – wenn sie es zeitlich schafft – auch als Notärztin tätig. Nach einer Babypause muss sie sich wieder im Krankenhausalltag zurechtfinden. Nun arbeitet sie in der Notaufnahme. Ihr Mann ist Unternehmensberater und kaum zu Hause. Sie macht einen Spagat zwischen Notaufnahme und Kinderkrippe. Damit ihr das alles gelingt, ist sie häufig auf die Hilfe des Aupair-Mädchens oder ihrer Mutter angewiesen. Auch wenn sie manchmal an ihre Grenzen gerät, macht ihr die Arbeit großen Spaß.

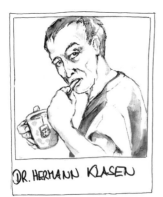

Dr. Herrmann Klasen, Intensivmediziner, Intensivstation, Innere Medizin

Ob Klasen wirklich seine Facharztprüfung zum Internisten abgelegt hat, weiß niemand so genau. Aber das ist auch egal. Er ist das ungeschriebene Gesetz auf der Intensivstation. Dort seit über 10 Jahren tätig, kennt er viele Kniffe. Ambitionen Oberarzt zu werden, hat er nie verspürt. Ihm reicht die Verantwortung für seine Patienten. Er möchte sich nicht auch noch um die anderen Ärzte kümmern. Außerdem ist er ein Nachtmensch und kommt deshalb sehr gut mit Spät- und Nachtschichten zurecht. Er kann sich nächtelang begeistert mit einer Beatmungsmaschine unterhalten. Oft ruft er auch nachts in den Diensten an, um sich nach seinen Patienten zu erkundigen. Abzuschalten fällt ihm schwer. Wie alle guten Ärzte ist er abhängig von Kaffee. Wegen seines empfindlichen Magens muss er aber Kamillentee trinken. Das kann einem schon mal die Laune verderben.

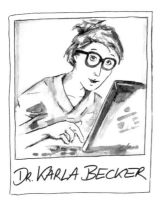

Dr. Karla Becker, Assistenzärztin, Intensivstation, Innere Medizin

Karla Becker arbeitet als Ärztin seit einem Jahr auf der Intensivstation. Ursprünglich wollte sie Neurologin werden. Sie war zuvor in einem anderen Krankenhaus im Bereich der Neurologie tätig. Aber auf der Station für neurologische Frührehabilitation hatte sie nicht das Gefühl sich als Medizinerin verwirklichen zu können. So hatte sie sich in der Inneren Medizin beworben und ist dort auf der Intensivstation gelandet. Hier kommt sie gut zurecht, genau die richtige Mischung aus Aktion und verzwickten medizinischen Fällen.

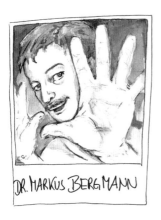

Dr. Markus Bergmann, Assistenzarzt, Notaufnahme, Innere Medizin

Markus Bergmann hätte sich schon längst für seine Facharztprüfung zum Internisten anmelden können. Aber er ist einfach nicht der Typ für eine strikte Karriereplanung. Er arbeitet seit vielen Jahren in der Notaufnahme und ist dort irgendwie hängengeblieben. Er hat eine feste Freundin, doch in der Beziehung kriselt es gerade. Vor ein paar Jahren hatte er einmal etwas mit seiner Kollegin Maren Schneider. Sie hatte ihr praktisches Jahr in der Notaufnahme abgeleistet, er war der tolle Notarzt. Jetzt hat sie einen Banker geheiratet. Dafür hat Markus, überzeugter Sozialist, überhaupt nichts übrig.

Für seine Patienten kann er aber fast immer Verständnis aufbringen. Sogar für solche, die nachts die Notaufnahme wegen irgendwelcher chronischen Beschwerden aufsuchen, weil sie tagsüber keine Zeit hatten, zum Arzt zu gehen.

Und weitere…

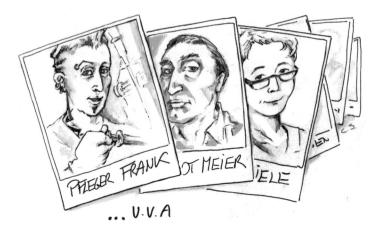

… U.V.A

Vorwort

Medizinische Fälle sind manchmal genauso fesselnd wie ein Krimi. In den Fachzeitschriften liest man eine Kasuistik und denkt sich: verdammt spannend! Aber warum ist das so trocken geschrieben?

Auf den folgenden Seiten geht es darum, solche Fälle zu beschreiben, und dabei die medizinischen Fakten in eine Geschichte zu verpacken. Es sind die Geschichten von menschlichen Schicksalen. Es geht um medizinische Verläufe, geschildert vom Auftreten der ersten Symptome, der Behandlung in der Notaufnahme und schließlich die Versorgung auf der Intensivstation. Ein Team aus jungen Ärzten versucht dabei, ihr Bestes zu geben. Der Leser kann beim Verfolgen der Geschichte die medizinischen Fakten in einem speziellen »Faktencheck« recherchieren. Oder er kann selbst versuchen, die richtige Diagnose zu finden und danach sein Wissen überprüfen.

Dieses Buch soll jungen Medizinern dabei helfen, einen Einblick in die Akutmedizin zu gewinnen und sich auf die vielleicht anstehende Zeit auf der Intensivstation vorzubereiten. Vielleicht kann es auch denen, die nicht vom Fach sind, Verständnis und Interesse nahebringen. Es soll Wissen vermitteln, ohne zu langweilen. Auch wenn man beim Lesen kein medizinisches Lehrbuch zur Hand nehmen muss, kann es ein solches nicht ersetzen.

Und natürlich soll uns dieses Buch bewusst machen, dass wir alle »auch nur« Menschen sind. Die Darstellungen sind medizinischen Fachzeitschriften entnommen und aus dem Leben gegriffene Fälle von der Intensivstation. Alle Personen, die darin vorkommen, sowohl Ärzte, Pflegepersonal, Angehörige und Patienten, sind frei erfunden. Jeglicher Bezug zur Realität ist rein zufällig.

Marian C. Poetzsch
München im April 2015

Dank

Vielen Dank an den unerbittlichen und messerscharfen Dr. Thomas Kroedel als Erstleser, philosophischen Unterstützer und Berater. Vielen Dank auch an den genialen Notarzt Dr. Florian Jörg für die globale Beratung in Sachen Notfallmedizin. Dr. Jochen Keydel danke ich für den neurologisch-psychologischen Support. Außerdem geht mein Dank an das Team vom Springer-Verlag, insbesondere an Frau Doyon und Frau Stroehla für die nette und geduldige Betreuung und an Frau Dr. Kahl-Scholz für das Lektorat und die freundliche und kompetente Zusammenarbeit. Bedanken möchte ich mich auch bei Frau Styrski für die Zeichnungen und die wertvollen Tipps für die Notaufnahme. Und nicht zuletzt geht mein Dank an meine große Familie, meine Frau, meine Kinder Juri, Zeno und Rosa, meine Eltern, Brüder, Schwägerinnen, Tanten, Onkel, Cousins, Neffen, Nichten und die Ur-Oma.

Inhaltsverzeichnis

Ein intensives Jahr

Marian C. Poetzsch

M.C. Poetzsch, *Spannende Fälle aus der Akutmedizin*,
DOI 10.1007/978-3-662-46607-0_1, © Springer-Verlag Berlin Heidelberg 2015

Maren schreckte hoch. Von draußen hörte sie den Alarmton der Beatmungs-maschine. Dann ging ihr Piepser. Gleichzeitig läutete das Telefon. Es musste ziem-lich dringend sein. Wahrscheinlich war der Tubus verlegt – keine Luft mehr für ihren Patienten. Was sollte sie noch versuchen? Absaugen? Mit der Maske beat-men? Der Kollege war im Herzkatheter und sie war allein. Es klopfte an der Tür. »Ich komme gleich.« Die Blutwerte waren schlecht. Hätte sie schon früher reagie-ren müssen? Aber welches Medikament sollte sie noch geben? Wieder klopfte es an der Tür. Von draußen der Alarm, eilige Schritte. Warum stand sie nicht auf? Sie überlegte, ob sie die richtige Diagnose gestellt hatte. Hatte sie etwas übersehen? Sie musste noch einmal von vorne anfangen. Aber sie konnte sich nicht konzentrieren. Jemand rüttelte sie an der Schulter ...

Dann machte sie die Augen auf. Sie war nicht im Arztzimmer. Vor ihr stand ein junger Mann mit einem Getränk in der Hand. Es war nicht der Oberarzt, sondern der Oberkellner. Obwohl er mehr wie ein Butler aussah. Auf jeden Fall hatte er nichts mit dem Krankenhaus zu tun. Das war klar. Sie sah den Strand und das Meer. Sie lag in einem Liegestuhl auf einer Terrasse und wahrscheinlich hatte sie schon einen Sonnenbrand. Und das war gut so. Maren genoss die Freiheit.

Ein Jahr Intensivstation lag hinter ihr. Und obwohl es schon einige Monate her war, verfolgten sie manchmal noch diese Träume. Aber dann war das Aufwachen umso schöner. Sie nahm dem Oberarzt-Kellner den Cocktail aus der Hand. Er entfernte sich mit einer kleinen Verbeugung.

Es war eine anstrengende Zeit gewesen. Aber sie hatte es nicht bereut. Doch nun musste Sie etwas Neues anfangen. Schwimmen gehen, zum Beispiel. Das er-schien ihr eine verdammt gute Idee.

Auf die meisten Ärzte kommt es einmal zu: Die obligatorische Zeit auf der Inten-sivstation. Der gemeine Arzt verbringt dort ungefähr ein Jahr seiner Ausbildung. Egal ob Pädiater, Neurologe, Internist oder Chirurg. Da müssen alle einmal durch. Gefürchtet und begehrt.

Begehrt, weil es einen Teil der Ausbildung darstellt und deshalb für den Fach-arzt erforderlich ist. Gefürchtet, weil man meist »die letzte Wiese« im Kranken-haus ist, weil es dort so viele Geräte gibt, die man nicht alle auf Anhieb verstehen kann und weil man sich ein bisschen denen ausliefern muss, die das alles schon viele Jahre lang machen. Man lernt dort aber auch viele interessante Sachen, erlebt menschliche Schicksale, Leben und Tod liegen nahe zusammen und man muss aufpassen, dass einem das alles nicht zu nahegeht.

Wenn man dann nach einem Jahr wieder auf die alte Station zurückkommt oder in die Notaufnahme, dann gilt man als »intensiverfahren«. Man lässt sich nicht mehr so leicht aus der Ruhe bringen, ist wieder ein bisschen weiser und grauer geworden. Manchen gefällt es sogar so gut, dass sie dort bleiben. Für manche war es »die anstrengendste Zeit ihres Lebens« und wieder andere tragen danach einfach nur zu große Schuhe. Wie es auch immer verlaufen ist, bereuen wird diese Zeit kaum jemand. Dafür ist es einfach zu spannend.

In diesem Buch begleiten wir ein paar junge Mediziner bei ihrer Arbeit in der Akutmedizin.

Eine junge Ärztin aus der Notaufnahme, der ihre Intensivzeit noch bevorsteht. Zwischen den Schichten muss sie sich auch noch um ihre Familie kümmern. Aber irgendwie kriegt sie das alles hin. Ein Internist und Notfallmediziner ist als Notarzt vor Ort. Der letzte Einsatz ist schon eine ganze Weile her, nichts scheint zu funktionieren und außerdem hätte er mal früher ins Bett gehen sollen, denn der Weg zum Schock-Raum ist noch weit... Eine Ärztin auf der Intensivstation, die sich abends in die Bibliothek schleicht, um einen kniffligen Fall zu lösen. Ein erfahrener Intensivmediziner, der an seine Grenzen gerät...

Ihnen allen stehen spannende Fälle bevor. Sie müssen sich mit Krankheiten auseinandersetzen, die sie vorher nur aus dem Lehrbuch gekannt haben. Sie müssen menschliche Schicksale akzeptieren, ihre Diagnosen ständig überdenken, schnell handeln und dabei nicht den Überblick verlieren.

Wir begleiten sie dabei.

Der Mann ohne Worte

Marian C. Poetzsch

M.C. Poetzsch, *Spannende Fälle aus der Akutmedizin*,
DOI 10.1007/978-3-662-46607-0_2, © Springer-Verlag Berlin Heidelberg 2015

2.1   Der Fall

2

- **Eine Wohnung, Montag, 7:30 h**

Nun war ihm schon das zweite Mal die Kaffeetasse aus der Hand gefallen. Er hob sie vom Boden auf und wischte den Fleck mit seinen Socken auf. Eigentlich hatte er gar keine Lust auf einen Kaffee. Seine Zunge war trocken, er fühlte sich müde. Außerdem hatte er Kopfschmerzen. Wie lange ging das schon so? Vielleicht eine Woche? Er konnte sich nicht mehr genau erinnern. Am liebsten wollte er sich wieder hinlegen. Obwohl er heute unbedingt zur Versteigerung musste. Er hatte sich die Adresse von der Wohnung auf einen Zettel geschrieben. Und den hatte er irgendwo hingelegt. Aber wo? Er blickte sich um.

In der Küche stapelte sich dreckiges Geschirr. Dazwischen lagen Pizzakartons, alte Teebeutel und zerknüllte Papiere. Er durchwühlte die Unordnung, konnte aber den Zettel nicht finden. In letzter Zeit war er sehr durcheinander, konnte sich nicht mehr konzentrieren. Er verließ die Küche, stolperte dabei über einen Stapel Bücher. »Mist!«, wollte er sagen. Das heißt, er dachte es, aber das Wort kam ihm nicht über die Lippen. Er versuchte es noch einmal: »Mmmmh«, mehr brachte er nicht heraus. Was war nur los? Er ging durch das Wohnzimmer zum Telefon. Dabei musste er zwischen Schallplatten, Büchern und dem Grammophon balancieren. Er hatte es immer noch nicht geschafft, es zu reparieren. Er merkte, dass er unsicher war auf den Beinen. Er konnte kaum das Gleichgewicht halten. Immer wieder schien es ihn nach einer Seite zu ziehen. Endlich hatte er das Telefon erreicht. Wen wollte er anrufen? Seine Tante. Wie war gleich die Nummer? Er konnte sich nicht mehr erinnern. 1-1-2. Diese Ziffern standen auf dem Telefon. Er wählte die Nummern auf der altertümlichen Drehscheibe. Nach einer Weile hörte er eine Stimme aus dem Hörer: »Feuerwehr und Notarzt. Bitte legen Sie nicht auf.« »Ich bin in meiner Wohnung und…«, wollte er sagen doch er wurde unterbrochen: »Feuerwehr und Notarzt. Bitte…« Er versuchte Wörter zu formen, aber aus seinem Mund kamen nur sinnlose Laute. Er legte auf. Dann stolperte er aus seiner Wohnung. Es war Montagvormittag, draußen schien die Sonne, und er konnte nicht mehr sprechen.

■ **Notaufnahme, Montag, 8:30 h**

》 Er ist komisch. Verwirrt. Spricht nicht.

Dr. Maren Schneider fühlte sich total fertig. Sie war aus dem Haus gehetzt. Kein Frühstück, kaum frisiert. Und dann hatte sie die Erzieherin noch angeblafft: »Bitte achten Sie darauf, dass Sie Ihre Tochter pünktlich bringen. Das ist ganz wichtig für sie.« Die hatte doch keine Ahnung. Frühstück machen, Zähne putzen, kämmen. Dann wollte Emelie auch noch den anderen Rock anziehen. Schließlich hatte sie sich fast Kaffee auf ihre neue Bluse geschüttet … Endlich war sie in der Notaufnahme angekommen. Natürlich auch noch zu spät. Die Übergabe war gerade vorbei. Es waren schon jede Menge Patienten da. Sie sah sich die Liste am Computer durch: Bauchschmerzen, Brustschmerzen, Rückenschmerzen … Jede Menge ▶ GOMER. Sie bereute, dass sie nicht den Notarztdienst übernommen hatte. Jetzt war sie hier und brauchte erst mal einen Kaffee. Ein Blick in den Spiegel sagte ihr, dass ihre Frisur heute überhaupt nicht saß. Sie versuchte ihre Haare zu bändigen und trug noch etwas Schminke auf. Da kam Pfleger Frank herein. Er sah so gar nicht nach Notaufnahme aus, eher als hätte man ihm auf einem Rockkonzert plötzlich ein ▶ ICU-Hemd übergezogen und ihn zum Schichtdienst verpflichtet. Wenn er ein bisschen mehr auf sich achten würde, dann… »Da ist ein Patient, den solltest du dir mal ansehen«, sagte er. »Und warum sollte ich jetzt wegen Rückenschmerzen, die seit sechs Wochen bestehen, auf meinen Kaffee verzichten?« »Ich meine einen anderen. Er ist komisch. Verwirrt. Spricht nicht.« »Dann schick ihn doch schon mal zum CT und …« Er unterbrach sie: »Da war er schon. Schau dir doch mal das Bild an. Es gibt noch keinen Befund.« Maren klickte auf den Patientennamen. »Unklarer Verwirrtheitszustand«. Sie hatte ihn zu den anderen GOMERN gezählt. In der Computertomographie des Schädels entdeckte sie immerhin keine Blutung. »OK, ich sehe ihn mir an.« »Danke, zu gnädig, Chefin«, sagte Frank und drehte sich um.

Kurz darauf betrat Maren den Untersuchungsraum. Immer noch kein Kaffee. Ein paar Patienten lagen schon auf den Untersuchungsliegen. Durch einen Vorhang waren sie voneinander getrennt. Sie hoffte, dass sie hier niemals liegen würde.

Laut Geburtsdatum musste ihr Patient Anfang vierzig sein. Der Mann, der vor ihr lag, hatte lange Haare, einen Vollbart und stank. Sie seufzte und holte sich ein Paar Handschuhe.

»Dr. Schneider«, begrüßte sie ihn. »Was führt Sie zu uns?« Der Mann sah sie an. Sein Blick wirkte verzweifelt. Seine Kleidung sah nicht unordentlich aus, nur ungewaschen. Kein Penner. »Können Sie sprechen?« Der Mann schüttelte den

Kopf. »Nein«, sagte er. Immerhin, dachte sie. »Geht das schon länger?« Der Mann zuckte mit den Schultern. »Als Sie heute Morgen aufwachten, hatten Sie da schon die Probleme mit dem Sprechen?« Der Mann nickte. Damit bestand zunächst einmal keine akute Indikation für eine ▸ *Lyse,* folgerte Maren Schneider. Es war nicht klar, wie lange die Symptome schon bestanden. Dann führte sie eine kurze Untersuchung durch. Dabei dachte sie daran, dass sie heute unbedingt noch einen Termin beim Frisör ausmachen musste… Plötzlich fiel ihr auf, dass ihr Patient zitterte. »Herr Rudolph?« Er antwortete nicht. Sein Blick ging ins Leere. Sie schüttelte ihn, doch er reagierte nicht. Dann verdrehte er die Augen, Speichel troff aus seinem Mund. Maren lief zur Tür »Ich brauche hier 2 Milligramm Tavor i. v.«, rief sie so laut sie konnte. Wo war die verdammte Pflege? Wahrscheinlich schlürften die ihren Kaffee, während sie hier… Da kam Frank schon angelaufen. Der Pfleger drückte ihr eine Spritze in die Hand. »Hier, schön gekühlt. Extra für dich.« Maren riss ihm die Spritze aus der Hand. Da fiel ihr auf, dass ihr Patient noch gar keinen Zugang hatte. Sie zog ihren Stauschlauch aus der Tasche und Frank reichte ihr eine Kanüle. »Immer schön eins nach dem anderen.« Seine süffisante Art ging ihr manchmal auf die Nerven. Doch dafür war jetzt keine Zeit. Immerhin fand sie gleich eine Vene. Da tippte Frank sie an. »Schau mal, der sieht doch wieder ganz munter aus.« Der Patient sah sie an, als sei nichts geschehen. »Nein«, sagte er. »Nein. Ja. Nein.« Dann deutete er auf seinen Kopf. »OK, ich gebe auf. Was machen wir mit ihm? Das ist doch nix für die Notaufnahme.« Während Maren noch überlegte, stieg ihr plötzlich der Geruch eines süßlichen Aftershaves in die Nase. Und noch bevor sie die Stimme hörte, wusste sie, wer hinter ihr stand: Oberarzt Dr. Gernot Meier. Wie immer war er glatt rasiert und sah aus, wie frisch aus dem Skiurlaub. Manchmal tauchte er morgens hier auf. Eigentlich immer dann, wenn oben gerade ein paar Intensivbetten frei waren. Denn er dachte wirtschaftlich: die Intensivstation musste immer gut belegt sein. »Fräulein Schneider« – wusste er nicht, dass sie verheiratet war? – »diesen Patienten nehmen wir lieber zu uns, meine Herzallerliebste. Wie ich sehe, hatte der Herr hier gerade einen ▸ *epileptischen Anfall*. Dazu Sprachstörungen und…« Dr. Meier bedachte den Patienten mit einem abschätzenden Blick. »Haben Sie Kopfschmerzen?« »Ja, Ja«, antwortete der Patient. »Sag ich doch: ▸ *Cephalgie.*« »Ich würde ihn eigentlich gerne auf eine ▸ *Stroke Unit* verlegen. Ich glaube, eine ▸ *Lyse* kommt nicht infrage, aber…«, versuchte es Maren. »Ach, Fräulein Schneider, Sie wissen doch: nichts wird so überschätzt wie Neurologen und eine Stroke Unit. Wir haben etwas Besseres: eine richtige Intensivstation. Mit Monitoren, Beatmungsmaschinen und weiteren vielen spannenden Geräten. Haben Sie schon Blut abgenommen?« »Ist gerade weg«, antwortete Frank. »Na, wunderbar, dann kann ich den jungen Mann, ja gleich mitnehmen. Wir fahren mit ihm sogar noch einmal durch das CT für die Angiographie. Nun schauen Sie doch nicht so zerknirscht. Vielleicht habe ich gerade Ihren Tag gerettet. Sie brauchen dringend einen Kaffee. Das sehe ich Ihnen doch an.« In diesem Punkt musste sie ihm zustimmen. Meier schob das Bett mit dem Patienten aus dem Raum und winkte ihr noch einmal zu: »Und vielleicht noch einen Termin beim Frisör?« Sie hätte ihn mit dem Stauschlauch auspeitschen können. Immerhin – sie hatte ein Problem weniger. »Freu dich«, sagte Frank. »Der hätte nur Stress gemacht. Soll ich schon mal…« »Du sollst jetzt erst mal keinen Patienten holen. Alles was noch den Kopf auf dem Hals hat, kann warten. Ich werde jetzt tun, was mir aufgetragen wurde: einen Kaffee trinken. Oder vielleicht auch zwei.«

- **Intensivstation, 9:15 h**

Oberarzt Meier kam zur Übergabezeit mit dem Patienten auf der Intensivstation an. Dr. Herrmann Klasen fragte sich gerade, wie es der junge Kollege aus dem Nachtdienst anstellte, grundsätzlich die falsche ▶ *Antibiose* anzuordnen. »Schau«, erklärte er ihm. »▶ *Penicillin* hat schon letzte Woche nicht gewirkt.« »Ich dachte, breit einsteigen, und dann…« »Aber nicht, wenn der Keim auf Penicillin resistent ist. Hast du dir nicht die Ergebnisse aus der Mikrobiologie angeschaut?« »Ehrlich gesagt, nein…« - »Zugang!« rief da plötzlich die fröhliche und laute Stimme von Oberarzt Meier. »Über Medikamente könnt ihr euch später unterhalten. Außerdem ist diese Frau ohnehin schon fast…wie auch immer. Hier habe ich einen neuen Patienten für euch.« Dann versuchte Meier, beiden Ärzten gleichzeitig ins Ohr zu flüstern. »Frisches Fleisch.« Klasen verzog das Gesicht. Das war einfach zu viel. Dieses Aftershave am Morgen. »Gernot, können wir noch die Übergabe beenden? Das hätte doch jetzt noch warten können.« »Und es wäre nett, wenn Sie vorher Bescheid sagen, Dr. Meier«, meldete sich Schwester Gabriele zu Wort. Sie war Pflegedienstchefin und hasste es, wenn sie übergangen wurde. »Haben wir Betten oder haben wir keine? Also an die Arbeit!« »Hat er denn wenigstens etwas spannendes?«, fragte Klasen. »Kopfschmerzen, Anfälle und eine ▶ *Aphasie*«, antwortete Meier. »Er kann nur noch mit Ja und Nein antworten. So wie du, wenn du keinen Kaffee getrunken hast.« »Ich habe eine Gastritis und trinke gerade nur Kamillentee«, erwiderte Klasen. »Oh Gott, das tut mir leid«, sagte Meier. »Das muss ja schrecklich sein. Also, ich mache mir jetzt erst mal einen Cappuccino mit einer extra Portion Milchschaum. Ich trinke für dich mit. Tschüssi!«

»Wo waren wir stehen geblieben?«, fragte Klasen den jungen Arzt. »Penicillin?« »Ach vergiss es. ▶ *Meropenem* und ▶ *Ceftazidim*. Das schreibst du jetzt da rein.« Dann kümmerte sich Klasen um seinen Patienten. Der Kamillentee würde warten müssen.

Zwei Stunden später war Herrmann Klasen noch nicht viel weiter. Er hatte den neuen Patienten, Herrn Rudolph, noch einmal ausführlich untersucht. Irgendwie brachte er die Symptome nicht richtig zusammen. Er hatte eine ▶ *Sinusvenen-thrombose* in Erwägung gezogen, wobei er da die Sprachstörungen nicht unterkriegte. Er hatte heute zusammen mit Karla Becker Frühdienst. Die junge Ärztin arbeitete seit einem Jahr auf der Intensivstation.

»Sollen wir nicht erst einmal eine ▶ *Liquorpunktion* vornehmen?«, fragte sie ihn. Das hatte er bereits getan. Doch das Nervenwasser hatte keinen wegweisenden Befund ergeben. Und in der Angiographie ließ sich auch keine Sinusvenenthrombose nachweisen, keine Raumforderung, kein gar nichts. Klasen überlegte: Sprachstörung, Krampfanfall, Kopfschmerzen. »Ich Idiot!« Dann sprang er auf und rannte zu seinem Patienten.

■ Notaufnahme, 11:30 h

Mittlerweile war in der Notaufnahme die Hölle los. Maren wusste nicht, wo sie zuerst hinlaufen sollte. Ab und zu warf sie einen verzweifelten Blick auf die Uhr. Sie würde heute von ihrem Kollegen Markus Bergmann abgelöst werden. Sie hoffte, er würde nicht wieder versuchen, persönliche Rache an ihr zu nehmen und sich verspäten. Seit sie damals…aber das war nur ein Fehltritt gewesen. Er war einfach nicht ihr Typ. Außerdem war es ohnehin noch viel zu früh für den Dienstwechsel. »Frau Doktor, muss ich sterben?« Sie wurde aus ihren Gedanken gerissen. »Sterben? Das müssen wir alle einmal.« Die Patientin sah sie mit großen Augen an. Maren wollte gerade sagen: »Aber Sie müssen sich keine Sorgen machen«, oder etwas in der Art, doch da stürmte Pfleger Frank in den Raum. »Schnell, komm', ich glaube wir haben gleich eine ▶ *Reanimation*.« Maren ließ die Patientin liegen und lief in den anderen Untersuchungsraum. Ein Mann in mittleren Jahren lag auf der Untersuchungsliege. Er war blass, Schweiß stand auf seiner Stirn. »Er kam mit Brustschmerzen«, sagte Frank. Maren warf einen Blick auf das EKG. Die ▶ *ST-Hebungen* waren eindeutig. »Können Sie mich hören?«, wandte sie sich an den Mann. Er stammelte nur. Maren wandte sich an den Pfleger: »Ruf im Herzkatheter an. Und wir brauchen ein Intensivbett. Wo ist eigentlich unser Oberarzt?« Frank drehte sich langsam zu ihr. »Also, zu Punkt 1: Im Herzkatheter geht niemand an das Telefon. Die haben gerade einen Notfall. Zwei: Die Intensivstation ist voll. Und Punkt 3: der Oberarzt…« »…niemand weiß, wo er ist«, ergänzte Maren den Satz. Sie war es leid, nach ihm zu suchen. Im Gegensatz zu Dr. Meier von der Intensivstation ließ er sich kaum in der Notaufnahme blicken. In einem Jahr würde er ohnehin in Rente gehen. Die Zeit bis dahin versuchte er mit möglichst wenig Arbeit zu verbringen. »Dann fahren wir jetzt einfach auf die Intensiv«, sagte Maren. »Das wird ein Spaß«, murmelte Frank. Zum Glück hatte der Patient einen venösen Zugang. Frank schnappte sich den Notfall-Rucksack und hängte eine Sauerstoffflasche an das Bett. Dann rannten sie los.

Marens Herz klopfte wie wild. Im Aufzug verdrehte der Patient plötzlich die Augen und zuckte. Auf dem Monitor erkannte sie ▶ *Kammerflimmern*. Nicht jetzt, nicht hier, nicht heute, dachte sie. »Wo ist der ▶ *Defibrillator*?« »Haben wir nicht mitgenommen.« »Wieso hast du den Defi nicht mitgenommen?« »Du hast nichts davon gesagt.« »Ich habe nichts davon gesagt. Was soll denn das heißen?« Maren wollte sich gerade noch weiter aufregen, dann besann sie sich aber wieder auf den Patienten. Sie holte aus und schlug ihm mit voller Kraft mit der Faust auf das Brustbein. »Was sollte denn das jetzt?«, fragte Frank. »Du hast wohl zu viel Emergency Room geschaut.« Maren hätte am liebsten losgeheult. Dann sah sie auf den Monitor: Sinusrhythmus. »Ich nehme alles zurück!«, sagte Frank. »Du bist eben doch eine Heldin.« Endlich kam der Aufzug oben an und sie rannten auf die Intensivstation. »Wir haben einen Notfall!«, rief Maren. »Und wir haben ein Telefon«, entgegnete Schwester Gabriele. »Wie wäre es wenn Sie vorher anrufen würden?« Darauf fiel Maren einfach keine passende Antwort ein und was ihr spontan durch den Kopf ging, wollte sie lieber nicht laut sagen. »Der hatte gerade Kammerflimmern.« »Ich hole jetzt Dr. Klasen, dann können Sie ihm eine Übergabe machen.« »Das wäre ganz reizend von Ihnen, Schwester Gabriele.«

Der Patient war im ▶ *kardiogenen Schock*. Karla Becker hatte es gerade noch geschafft, ihm einen arteriellen Zugang zu legen, während Klasen bereits intubierte. »Ich rufe schon mal im Herzkatheter an«, sagte Maren. Da bemerkte sie, dass jemand im Bett nebenan am ganzen Körper zuckte. Es handelte sich um Herrn Rudolph, den sie erst vor wenigen Stunden hierher gebracht hatte. Er drohte auf den Boden zu fallen. Sie lief zu ihm und hielt ihn fest. Er war wach, sah sie mit großen Augen an, aber sein rechter Arm, das Bein und ein Teil vom Gesicht zuckten unkontrolliert. Als endlich Herrmann Klasen neben ihr auftauchte, hatten die Krämpfe schon wieder aufgehört. »Komm, wir ziehen ihn wieder ins Bett«, sagte er. »Und vielen Dank für deine Hilfe. Alles ein bisschen viel hier.« »Könnte es sich nicht auch um eine Meningitis oder Enzephalitis handeln?«, fragte Maren außer Atem, während sie den Patienten nach oben zogen. »Du hast vollkommen recht«, antwortete Klasen. »Ich hätte gleich daran denken müssen. Bis zum Beweis des Gegenteils müssen wir von einer ▶ *Herpesenzephalitis* ausgehen. Verwirrung, Sprachstörung und Krampfanfälle. Immerhin hat er das ▶ *Aciclovir* schon bekommen. Im Moment können wir nichts weiter tun. Und jetzt müssen wir erst einmal mit dem anderen Patienten in den Herzkatheter.«

Der hing mittlerweile an der Beatmungsmaschine. Karla Becker zog eine Spritze mit Adrenalin auf. Sie würden es brauchen, vermutete Maren. Der Mitteldruck lag immer noch unter 60, viel zu wenig.

■ **Intensivstation, Patient Rudolph**

»   Immer wieder dieser Ton im Ohr.

Er zählte: es waren alle drei Sekunden. Um ihn herum blinkte und summte es. Kurz hörte er Stimmen, dann wieder nichts mehr. Geschah das in seinem Kopf oder war es real? Er konnte es nicht sagen. Er stellte fest, dass in seiner Armbeuge ein Schlauch steckte, wofür sollte der gut sein? Über ihm war eine Deckenleuchte, das Licht blendete. Er wollte seine Arme bewegen, aber es ging nicht. Etwas war darum gewickelt, eine Art Manschette. Auf seiner Brust klebten mehrere runde Plaketten. Kabel führten von seinem Körper weg zu einem Monitor, der hinter seinem Kopf an einer Wand angebracht war. Der Ton schien daraus zu kommen. Er stellte fest, dass er in einem Bett lag. Und er war nicht der einzige hier. Er befand sich in einem großen Raum. Darin standen noch andere Betten, Menschen schienen darin zu liegen. Bis auf die Geräusche der Maschinen und dem konstanten Summton war es still. Er hörte keine menschlichen Laute, kein Lachen, kein Weinen. Selbst die Atemgeräusche der anderen Menschen in diesem Raum hörten sich künstlich an. Wo war er bloß gelandet? Er überlegte, was heute passiert war. Seine Gedanken flossen träge, es fiel ihm schwer, sich überhaupt an etwas zu erinnern. Er war Zuhause gewesen. Schon in der letzten Woche hatte er sich schlecht gefühlt, Kopfschmerzen gehabt. Vielleicht der Beginn einer Grippe? Heute war ihm schwindlig gewesen. Er wollte zu irgendeinem Termin. Etwas, das ihm wichtig gewesen war. Aber es hatte nicht geklappt. Warum war er nicht dorthin gegangen? Er wusste es nicht mehr. Das nächste, was ihm einfiel: er war in einer Art Wartezimmer gesessen. Ein Mann hatte ihn in ein Zimmer geführt. Eine Frau hatte ihm Fragen gestellt. Er konnte nicht antworten. Jetzt fiel es ihm wieder ein: er hatte keine Sprache mehr. Er wollte rufen, doch aus seinem Mund kamen nur unverständliche Laute. Sein Name, er wusste ihn, aber er konnte ihn nicht mehr aussprechen. Hatte es etwas mit dem Schlauch in seinem Arm zu tun? Eine Flüssigkeit tropfte in ihn herein. Sie floss genauso zäh wie seine Gedanken. Eine Welle von Panik erfasste ihn. Wo auch immer er war – er musste hier raus. Außer den anderen Menschen in den Betten befand sich niemand weiteres in dem Raum. An einer Wand sah er eine große Tür, hoffentlich der Ausgang. Mit einem Ruck riss er sich den Schlauch aus dem Arm und sprang auf. Die anderen Kabel lösten sich ohne Widerstand. Er registrierte kaum, dass Blut von seinem Arm herunterlief. Das Summen war lauter geworden, eine Art Alarm ertönte. Er musste sich beeilen. Er sprang vom Bett auf. In einer Plastiktasche am Bett steckte seine Jacke. Er griff danach und rannte zum Ausgang. Wer auch immer sie waren – sie würden ihn nicht kriegen.

■ **Herzkatheter, 13:00 h**

Im Herzkatheter hatte der Kardiologe das verstopfte Gefäß endlich wieder öffnen und einen Stent platzieren können. Aber jetzt war der Blutdruck endgültig im Keller. Klasen hatte das Adrenalin aus der Hand gespritzt, bis endlich der zweite Perfusor vorbereitet war. Er sah sich wieder einen Abend im Krankenhaus verbringen. Er registrierte die ▶ *Tachykardie* auf dem Monitor und zog zwei Ampullen ▶ *Amiodaron* auf. Erneut läutete das Telefon: Ob schon absehbar sei, wann sie mit dem Patienten auf der Intensivstation eintreffen würden? Es sei nämlich gerade kein Arzt auf der Station. »Patient Rudolph ist verschwunden.« Klasen war entgeistert. »Was soll denn das heißen? Wie kann er denn einfach verschwinden?« Schwester Gabriele ging darauf nicht ein. »Karla Becker, die junge Neue, ist los, um ihn zu suchen.« Die junge Neue? Karla war schon seit einem Jahr auf der Intensivstation. Klasen beobachtete eine Salve von ▶ *ventrikulären Extrasystolen* auf dem Monitor. Das würde hier noch dauern…

■ **Notaufnahme, 13:30 h**

❯❯ Sein Arm zuckte. Er ist im Status.

Die Arbeitszeit näherte sich dem Ende. Zumindest versuchte sich Maren das einzureden, denn sie war erschöpft. Besser: sie war am Ende. Unten herrschte das reinste Chaos. Wie hatten es fünf Patienten in ihrer Abwesenheit geschafft, gleichzeitig in die Notaufnahme zu kommen? Hatten die sich abgesprochen? Ihre Frisur war auch total hinüber. Frisörtermin! Dringend! Diese Notiz hatte sie sich heute schon öfter in ihrem Kopf gemacht. Keine Zeit mehr, jetzt noch die neuen Patienten anzuschauen. Das würde sie ihrem Kollegen Markus überlassen. Der würde das schon hinkriegen. Und bei ihr regte er sich auch nicht auf. Wo war der überhaupt? Gut, er hatte noch ein bisschen Zeit. Trotzdem, sie musste die Kleine von der Kinderkrippe abholen. Ihr Mann – Wer war das eigentlich? – war schon wieder auf Geschäftsreise. Und warum tat sie sich diesen Stress überhaupt an? Sie könnte jetzt auch ein Fotoshooting in Kapstadt veranstalten oder in ihrem Loft den Entwurf für ein neues Kleid zeichnen. Stattdessen war sie hier. Um sie herum Ausdünstungen kranker Menschen, Erbrochenes, Kot und Blut. »Sollen wir den Patienten mit Verstopfung schon mal zum Röntgen schicken?« »Kann der Mann mit dem Erbrechen was gegen Übelkeit haben?« »Drüben liegt noch einer mit einer rektalen Blutung.« Sie schlug die Tür zum Arztzimmer hinter sich zu. Manchmal hatte es sie so satt. Sie sah aus dem Fenster und dachte daran, was sie einmal werden wollte: Ärztin. Sie wollte Menschen helfen. Und jetzt war sie hier. War es das? Blut abnehmen, Röntgenuntersuchungen anfordern, sinnlose CTs veranlassen. Mit welcher Konsequenz?, fragte sie sich manchmal. Was macht es für einen Unterschied, ob die alte Frau aus dem Pflegeheim an einer Hirnblutung stirbt oder an einem Schlaganfall? Doch sie wusste, dass solche Gedanken falsch waren, und vor allem waren sie sinnlos. Sie konnte Menschen helfen und sie konnte das Beste daraus machen. Die Schwerkranken erkennen, Menschen beruhigen, erklären, was ihnen fehlte… Dann fiel ihr ein, dass sie noch die Aufnahmediagnosen aller Patientenzugänge verschlüsseln musste. Das würde sie sich heute schenken. An ihrem Gehalt würde es ohnehin nichts ändern. Sie sah weiter aus dem Fenster. Von hier aus konnte sie direkt in den Park sehen. Dort ging ein Mann. Er schwankte. Der Mann kam ihr irgendwie bekannt vor. Ein Patient? Wo hatte sie ihn schon einmal gesehen? Plötzlich klingelte ihr Handy. Bei dem neuen Klingelton erschrak sie jedes Mal, aber es war der einzige, bei dem sie überhaupt bemerkte, dass ein Telefon klingelte. Sie zog ihr Smartphone aus der Tasche. Eine Bekannte rief an. Ob sie morgen Nachmittag…, aber natürlich hätte sie… Sie sah wieder nach draußen und plötzlich erkannte sie den Mann. Es war Herr Rudolph. Ein Arm zuckte, sein Blick ging ins Leere. Sie sprang auf und rannte zum Ausgang.

Maren blickte sich im Park um. Von Herrn Rudolph war nichts zu sehen. Er konnte sich doch nicht in Luft aufgelöst haben! Da sah sie eine Gestalt durch den Park rennen: es war ihre Kollegin Karla Becker. »Was machst du denn hier?«, rief Maren. »Ich suche unseren Patienten«, antwortete Karla. »Ich habe ihn von der Dachterrasse aus durch den Park laufen gesehen.« »So ein Zufall«, sagte Maren. »Ich habe ihn nämlich auch hier gesehen.« »Da, bei der Treppe!«, rief Karla. Am unteren Ende einer Steintreppe lag ein Mann. Er war gestürzt, sein Kopf war auf den Boden aufgeschlagen. Er blutete aus einer Platzwunde an der Stirn. Es war Herr Rudolph. Sein Arm zuckte immer noch. »Schnell, bringen wir ihn in Seitenlage«, rief Karla. »Und kannst du schon mal…« Doch Maren hatte ihr Handy schon in der Hand: »Wir brauchen eine Trage, den Notfall-Rucksack und einen ▶ *Stiff-Neck*. Genau. Wir sind hier im Krankenhausgarten. Beeilt euch…« »Der ist im ▶ *Status*«, rief Karla. »Den müssen wir intubieren.« »Und wie sollen wir ihn jetzt bitte schön intubieren? Siehst du hier irgendwo einen Tubus herumliegen?« Mit leichter Genugtuung stellte Maren fest, dass auch die abgebrühte Karla mit der Situation überfordert schien. Aber dann machte sie sich klar, dass solche Gedanken jetzt überhaupt nicht angebracht waren. »Tschuldigung«, sagte sie. »Ich glaub, der hat aspiriert.« Sie versuchte mit den Fingern seinen Mund zu öffnen, doch der Patient biss die Zähne zusammen. Karla versuchte die Atemwege freizuhalten. Doch mit dem ▶ *Esmarch-Handgriff* hatte sie kaum Erfolg.

»Wieso bist du eigentlich hier?«, fragte Karla.. »Ich habe unseren Mann durch das Fenster vom Arztzimmer gesehen. Bei allem Respekt, hielt ich es für unwahrscheinlich, dass ihr ihn schon geheilt habt.« »Allerdings«, antwortete Karla und versuchte den Kopf von Herrn Rudolph abzustützen. »Warte, ich helfe dir«, sagte Maren. Der Mann war wach, er atmete regelmäßig. Soweit war die Lage stabil. Beiden Ärztinnen lief Blut über die Hände. »Handschuhe wären hilfreich«, sagte Karla. »Genau, man sollte immer ein Paar in der Handtasche haben. Na, wenigstens habe ich mein Handy dabei.« »Das ist gut«, sagte Karla. »Ich habe nämlich gar nichts dabei. Ohne dich wäre ich hier ganz schön aufgeschmissen gewesen.« Maren musste sich eingestehen, dass sie Karla eigentlich ganz nett fand. Gar nicht so eingebildet, wie sie ihr bisher immer vorgekommen war. Maren wollte gerade etwas erwidern, da sah sie, wie Pfleger Frank und eine Krankenschwester aus der chirurgischen Abteilung mit einer Trage durch den Park liefen. »Wir sind hier«, rief Maren und winkte. Frank sah sich um, dann hatte er sie entdeckt. Als sie endlich eintrafen, riss sich Frank den Notfall-Rucksack von den Schultern und fragte außer Atem: »Was veranstaltet ihr beiden denn hier? Eine außerplanmäßige Übergabe?« »Kaffeekränzchen«, antwortete Karla. »Außerdem hätte ich gerne einen ▶ *Stiff-Neck*.« »Schon unterwegs«, sagte Frank und reichte ihr die Halskrause. Karla legte sie zusammen mit der Krankenschwester an, während Frank dem Patienten einen venösen Zugang legte. Den ersten musste er sich herausgerissen haben. »Misst du…?«, fragte Maren. »Aber natürlich messe ich den Blutzucker«, unterbrach sie Frank. Maren zog dem Patienten die Sauerstoffmaske über das Gesicht. »Zucker ist 122«, sagte Pfleger Frank. »Die Sättigung ist…«, er klippte dem Patienten das Puls-Oxymeter an den Finger, »79 %…der hat aber auch kalte Hände.« »Das meine ich auch«, sagte Karla. »Lass ihn uns lieber so schnell wie möglich nach oben bringen. Er ist wach, atmet selbstständig und ich habe einen kräftigen regelmäßigen Puls. Heben wir ihn auf die Trage, damit wir keine unnötige Zeit verlieren. Alle einverstanden?« Alle Anwesenden nickten. »Gut, dann versuchen wir es zusammen. Ich gehe an den Kopf. Eins, zwei…« Bei Drei hoben sie den Patienten auf die Trage. Dann machten sie sich auf den Weg zur Intensivstation.

▪ Intensivstation, 16:30 h

Gut zwei Stunden später saßen Klasen, Maren und Karla im Arztzimmer. Klasen hatte eine Runde Kaugummis ausgegeben und sagte schmatzend: »Also, fassen wir noch einmal die Symptome zusammen: der Patient hat Wortfindungsstörungen, kann nur noch mit Ja und Nein antworten. Zudem hat er Kopfschmerzen. Dann kommen ▶ *fokale Anfälle* dazu. Er ist verwirrt.« »Das wäre ich nach 20 Krampfanfällen auch irgendwann«, warf Maren ein. Wieso war sie eigentlich hier? Ihr Dienst in der Notaufnahme war schon zu Ende, Zuhause ging wahrscheinlich alles drunter und drüber und sie saß auf der Intensivstation und fragte sich, warum ein Herr Rudolph nicht mehr wusste, wie er heißt. Aber das Ganze hatte sie mitgenommen, der Fall ließ sie nicht mehr los. »Natürlich kann das Ganze ▶ *postiktisch* sein«, sagte Karla. »Aber mir schien er auch schon vorher verwirrt.« Klasen warf ein: »Gut, das können wir nur vermuten. Soweit wir wissen, war der erste Anfall in der Notaufnahme. Immerhin hatte er es noch selbst dorthin geschafft.« »Am Anfang waren es eher ▶ *Absencen*«, warf Maren ein. »Während ich versucht habe, mit ihm zu sprechen, hat er einmal vielleicht 30 Sekunden ins Leere geblickt, war nicht ansprechbar, wie weggetreten.« »Gut, also erst Absencen, dann fokale Anfälle und dann…« In dem Moment ging die Tür auf und Schwester Gabriele trat ein. »Könnte vielleicht einer der Ärzte einmal kommen? Herr Rudolph hat wieder einen Anfall.« »Und dann der Grand mal«, sagte Klasen und schlug mit der Faust auf den Tisch. Sie liefen zum Bett des Patienten. Herr Rudolph zuckte am ganzen Körper. Maren blickte auf die Reihe der Perfusoren, die über dem Bett hingen. Was sollten sie dem Patienten noch geben? Klasen wandte sich an Schwester Gabriele: »Wir brauchen einen ▶ *Valproat*-Perfusor.« Jetzt hatte sie die Antwort.

Eine Viertelstunde später lag Herr Rudolph friedlich in seinem Bett. Maren saß mit Klasen und Karla wieder im Arztzimmer. Klasen hatte auf einen Zettel das Wort ▶ *VITAMINE* geschrieben. Sie suchten nach Differentialdiagnosen. Die einzelnen Buchstaben waren Symptomen und Diagnosen zugeordnet. Das V stand für »vaskulär«. Daneben hatte Klasen geschrieben: »CCT und CT-Angio

unauffällig!« Das I stand für »Infektion«. »Liquor klar, keine Entzündungszeichen« hatten sie daneben vermerkt. Hinter die anderen Punkte wie »Tumor,
autoimmun und metabolisch« hatten sie ein großes Fragezeichen gesetzt. Lediglich das Wort »Epilepsie« war eingekreist. Aber das schien sie auch nicht weiter-
zubringen.

Maren gähnte und bemerkte, dass sie zu müde war, um weiter Dr. House zu
spielen. Im Gegensatz zu den jungen Ärztinnen aus der Fernsehserie hatte sie ein
Kind und musste auch morgen wieder um sechs Uhr aufstehen. Klasen würde
wahrscheinlich noch eine weitere Packung Kaugummis aufbrauchen, 20 Spezial-
untersuchungen anfordern und die weiteren 20 dem Nachtdienst auftragen. Wie
er und Maren hatte auch Karla schon Dienstschluss, aber auch sie machte keine
Anstalten, das Krankenhaus zu verlassen. Was war nur mit denen los? »Also, liebe
Kollegen, ich werde dann mal nach Hause gehen.« Klasen machte sich gerade
weitere Notizen: HIV, HSV, FSME, Hepatitis, Mykoplasmen und Borrelien. Karla
blätterte in einem 1000seitigen Kompendium der Neurologie.

Niemand hörte Maren zu oder bemerkte, wie sie das Arztzimmer verließ.
Sie drehte sich noch einmal um und blickte auf die Menschen in den Betten.
Unter den vielen blinkenden Maschinen wirkten sie fast wie Fremdkörper. Sie
fragte sich gerade, wie sie es hier ein Jahr aushalten sollte, da bemerkte sie, wie
Patient Rudolph den Arm nach oben streckte. Sie sah genauer hin: er schien etwas
in der Hand zu halten. Sie ging zu seinem Bett. Es war ein Zettel. Maren seufzte.
Nahm das denn gar kein Ende hier? Der Patient sah sie hilfesuchend an. Sie nahm
das Papier aus seiner Hand. Darauf stand eine Telefonnummer. Sie überlegte nicht
lange und nahm ihr Smartphone zur Hand.

■ **Intensivstation, 17:00 h**

» Haben wir etwas übersehen?

Klasen ging noch mal die Symptome durch. Karla Becker war mit ihrem Neurolo-
giebuch auf der Dachterrasse verschwunden. Klasen wusste, dass sie zunächst
Neurologin werden wollte. Wenn es um Gehirn oder Nerven ging, wurde sie noch
immer ganz aufgeregt, und verspürte wahrscheinlich den zutiefst neurologischen
Impuls einen Oberarzt anzurufen. Aber mittlerweile war sie ziemlich selbstständig. Und manchmal hatte sie Klasen auch auf ein Detail hingewiesen, das er übersehen hatte. Bei ihr störte es ihn nicht. Ihm machte nur Sorgen, dass sie so viel
rauchte. Unter ihren Augen lagen Schatten. Wahrscheinlich lag es auch daran, dass

sie die meiste Freizeit in der Klinik verbrachte. Doch darin stand sie ihm in nichts nach.

Er nahm sich noch einen Kaugummi. Hatte er etwas übersehen? Eine Blutung oder eine größere Ischämie war durch die unauffällige Computertomographie ausgeschlossen. Natürlich bräuchte der Patient bald ein MRT. Nach wie vor hielt Klasen eine Herpesenzephalitis für wahrscheinlich, die Symptome passten am besten dazu. Aber warum war dann der Liquor nahezu unauffällig? Ein paar Zellen, etwas Blut, nichts Besonderes. Immerhin – mit Aciclovir waren sie auf der sicheren Seite. Und er hatte noch zwei Röhrchen von dem Punktat im Kühlschrank, falls ihm noch etwas einfallen würde.

Hatte er bei den Infektionen an alles gedacht? Das Blut zeigte keine größeren Entzündungszeichen, allenfalls eine Leukozytose, aber das war bei diesem Stress unvermeidlich. Blutkulturen waren weggeschickt, der Patient bekam sein Antibiotikum. Ein Tumor war durch das CT ausgeschlossen, kleinere Strukturen würden sie im MRT erkennen. Natürlich hatten sie nach dem Sturz auf den Kopf ein weiteres CT gemacht: kein Anhalt für ein größeres Trauma. Toxine… Konnte es sein, dass sein Patient irgendwelche Giftstoffe im Körper hatte? Er kannte die Wohnung von Herrn Rudolph nicht, aber sein Äußeres ließ Klasen vermuten, dass er nicht in den besten Verhältnissen lebte. Ihm fiel ein, dass er die Kleidung des Patienten nicht untersucht hatte. Hatte er Haustiere? Dann würde er bestimmt Tierhaare auf den Kleidern finden. Er wollte gerade das Arztzimmer verlassen, um die Kleider des Patienten zu inspizieren, an ihnen zu riechen (auf seine Nase konnte er sich verlassen), da öffnete sich so plötzlich die Tür, dass er fast mit der Stirn dagegen gestoßen wäre. »Hermann, kannst du mir helfen?« Der junge Neue (jetzt fing er auch schon damit an, aber er konnte sich den Namen einfach nicht merken) stand atemlos vor ihm: »Der Patient mit dem kardiogenen Schock hat so einen niedrigen Druck und die Schwester frägt mich…« »Fragt«, fiel ihm Klasen ins Wort. »Was?« »Wie bitte.« »Wie bitte?« »Es heißt: fragt«, sagte Klasen. »Die Schwester »frägt« nicht, sie fragt.« Der Kollege schien sich im Moment nicht allzu sehr für Grammatik zu interessieren. »Also, sie fragt mich, ob sie dem Patienten Volumen geben soll, aber der hat schon so viel – nicht, dass der noch ein ▶ *Lungenödem* bekommt.« Klasen seufzte. »Wie ist denn der Wert für sein ▶ *extravaskuläres Lungenwasser*?« »Was für ein Wasser?« »Welches, es heißt welches Wasser«, sagte Klasen. »Hast du schon eine ▶ *PICCO*-Messung gemacht?« »Habe ich, ehrlich gesagt, noch nie durchgeführt.« »Dann lass es dir von der Schwester zeigen. Danach nimmst du einen Schallkopf in die Hand und beurteilst die Ventrikelfüllung. Einmal ▶ *FATE*, das reicht.« Der junge Neue sah ihn verzweifelt an. »Ich war nicht in der Funktion. Wir lernen keinen Ultraschall mehr. Zu wenig Personal.« »Gut, vergiss das mit dem Sono. Du stellst das Dobutamin rauf, machst die Messung und dann kommst du noch mal zu mir. Und eigentlich bin ich gar nicht mehr hier.« »Auf wie viel soll ich den Perfusor stellen?« »Frag die Schwester.« Mit diesen Worten komplementierte ihn Klasen zur Tür hinaus. Er überlegte. Was hatte er gerade gewollt? Richtig, an den Kleidern des Patienten riechen. Er wartete noch einen Moment, dann ging er zur Tür. Wieder wurde sie unvermittelt aufgerissen, sodass er diesmal mit dem Kopf dagegen stieß. »Verdammt«, entfuhr es ihm. Er rieb sich die schmerzende Stirn. Maren Schneider stand vor ihm und schien davon keine Notiz zu nehmen. Hier«, sagte sie und schwenkte einen zerknitterten Zettel. Darauf waren ein paar Zahlen gekrakelt. »Das extravaskuläre Lungenwasser?«, fragte Klasen. »Scheint ziemlich hoch zu sein.« Maren sah ihn verwundert an. »Das ist eine Telefonnummer.« »Also wenn es deine ist, ich…« »Das ist die Telefonnummer seiner Tante«, unterbrach ihn Maren. Seine einzige Bezugsperson. Ich habe mit ihr gesprochen.« Klasen setzte sich. »Solltest du nicht schon längst Zuhause sein?«

- **Intensivstation, 17:30 h**

» Wir haben ein neues Symptom.

Maren Schneider und Hermann Klasen saßen im Arztzimmer. »Und er hat überhaupt keinen Alkohol getrunken?«, fragte Klasen gerade, da kam Karla herein. Sie hatte ein dickes Lehrbuch der Neurologie unter den Arm geklemmt. »Ich sage nur *Masern.*« Ein Lächeln umspielte ihre Lippen. »Negativ«, antwortete Klasen. »Aber ▶ subakute sklerosierende Panenzephalitis – das hätte wirklich gut gepasst.« Karla war enttäuscht. »Gegen irgendetwas muss er doch Antikörper haben.« »Ich sage nur Telefon«, sagte Maren und wedelte mit ihrem Handy. Jetzt war sie an der Reihe. »Herr Rudolph hat mir in einem lichten Moment die Telefonnummer seiner Tante aufgeschrieben. Ich habe sie angerufen und…« »Und sie hat dich morgen zum Kaffee eingeladen«, fiel ihr Karla ins Wort. »Das wäre keine schlechte Idee«, sagte Klasen. »Dann müssten wir nicht bei ihm Zuhause einbrechen.« »Das ist auch, glaube ich, nicht nötig«, sagte Maren. »Also, seine Tante hat mir erzählt, dass er seit ein paar Jahren alleine lebt. Zu seinem Vater ist der Kontakt abgebrochen, niemand weiß, wo er ist. Seine Mutter hatte wohl ein Alkoholproblem, vor allem in den letzten Jahren. Seit sie gestorben ist, ist er ziemlich vereinsamt. Er hat bei ihr gelebt und ist nach ihrem Tod einfach in der Wohnung geblieben. Dort hat er sich mehr schlecht als recht versorgt. Die Schwester seiner Mutter hat sich ab und zu um ihn gekümmert. Doch in letzter Zeit geht es ihr gesundheitlich auch nicht mehr so gut. Aber sie ist wohl seine einzige Bezugsperson. Sie meinte, seine Wohnung sei recht unordentlich. Aber im letzten Monat muss es wohl schlimmer geworden sein. Er war ihr auch ziemlich zerstreut vorgekommen. Also mehr als sonst.«»Hat er Haustiere?«, fragte Klasen.»Das weiß sie nicht so genau, sie glaubt aber eher nicht. Auf jeden Fall sagt sie, dass…« Die Türe zum Arztzimmer öffnete sich. Der junge neue Arzt aus dem Spätdienst hielt mit zitternden Fingern ein EKG in der Hand.»Das ist von dem Patienten mit dem kardiogenen Schock«, keuchte er.»Ist das eine ▶ *ventrikuläre Tachykardie?*« Maren, Klasen und Karla betrachteten das EKG.»Ist nicht rhythmisch«, sagte Maren.»Was eher gegen eine VT spricht.«»Und auch keine ▶ *capture* oder ▶ *fusion beats*«, ergänzte Karla.»Wahrscheinlich ein ▶ *tachykardes Vorhofflimmern*«, setzte Klasen an, »bei bestehenden…«»*Schenkelblock*«, ergänzten Maren und Karla wie aus einem Mund.»Ist aber schon recht schnell«, fuhr Klasen fort.»Ich würde ihn mit Amiodaron aufsättigen. Das hätten wir ohnehin schon tun sollen.«»Aber…«»Die Angaben für die Dosierungen hängen am Medikamentenschrank. Wenn er instabil wird, musst du ihn halt defibrillieren.»Ja, natürlich, defibrillieren«, murmelte der Kollege und verschwand.»Und lies dir nochmal die ▶ *Brugada-Kriterien* durch«, rief ihm Klasen nach. Er war froh, dass seine Kollegin Sabine Fischer heute Nachtdienst hatte. Sie würde besser zurechtkommen.

»Wo waren wir stehen geblieben?«, fragte er in die Runde.»Bei seiner Tante«, sagte Maren.»Als sie ihn das letzte Mal gesehen hatte, das war vor ungefähr zwei Wochen, schien er ihr etwas angeschlagen. Vielleicht eine Erkältung. In der Wohnung roch es ein bisschen, die schmutzige Wäsche lag auf dem Boden, alles durcheinander. Sie hatte erst einmal die Waschmaschine angeworfen.«»Hat er einen Beruf?«, fragte Klasen.»Er hat nie etwas richtiges gelernt«, fuhr Maren fort.»Aber schließlich hat er sein Hobby zum Beruf gemacht. Er ist wohl so eine Art Antiquitätenhändler.«»Und Zuhause ist sein Trödelladen?«, warf Karla ein.»So ungefähr«, sagte Maren.»Er ist viel auf Flohmärkten unterwegs oder bei Zwangsversteigerungen. Viele von den Sachen stellt er tatsächlich in seiner Wohnung unter, bis er sie wieder auf dem Flohmarkt weiterverkaufen kann. In dem Mietshaus hat er einen großen Keller und zusätzlich noch eine Garage.«»Bei den vielen alten Dingen«, überlegte Klasen, »da könnten doch auch mal die einen oder anderen Giftstoffe dabei sein.«»Oder Mäuse?«, sagte Karla.»Das werde ich Zuhause mal nachlesen.« Von draußen hörten sie Schreie.»Was ist das?«, fragte Maren.»Klingt wie unser Patient«, sagte Klasen. Kurz darauf kam Schwester Branca herein.»Entschuldigen Sie bitte die Störung, aber der Patient, dieser Mann mit dem Bart, er ist sehr unruhig. Er schreit, Sie hören es, ich kann ihn kaum verstehen. Aber ich glaube, er hat Angst. Er fühlt sich bedroht und wollte mich schlagen. Der Bauch-

gurt reicht nicht mehr, glaube ich.«»Gut, dann ordne ich hiermit eine Fünfpunkt-
fixierung an«, sagte Klasen.»Und geben Sie ihm 5 mg Haldol«, rief ihr Karla nach.

Klasen fügte ihren Notizen ein weiteres Wort hinzu: ▶ *Delir.* »Wir haben ein
neues Symptom.«

»Und ich habe jetzt wirklich Feierabend«, sagte Maren. »Ich melde mich morgen. Haltet mich auf dem Laufenden.« Dann verabschiedete sie sich endgültig.
Und auch Karla und Klasen schienen erschöpft. Als sie feststellten, dass der Tag,
oder besser der Abend, keine neuen Erkenntnisse bringen würden, machten sie
sich auch auf den Heimweg. Auf Klasen wartete wenigstens seine Freundin, auf
Karla nur ihre leere Wohnung. Morgen hatten sie alle Spätdienst und sich für den
Nachmittag wieder auf der Intensivstation verabredet.

■ **Intensivstation, Dienstag, 16:00 h**

Am nächsten Tag wunderte sich Klasen nicht, als er feststellte, dass Herr Rudolph
mittlerweile intubiert war. Sabine Fischer hatte Nachtdienst gehabt. Der Patient
war sehr unruhig gewesen, jetzt hatte er einen Schlauch in seiner Luftröhre und
das einzige, was man noch hörte, waren die gleichmäßigen Hübe der Beatmungsmaschine. Wahrscheinlich hätte er das Gleiche getan. Mit der Sedierung waren sie
ohnehin am Anschlag, und Herr Rudolph hatte noch mehrere Male Krampfanfälle
gehabt.

Der Patient mit dem kardiogenen Schock hatte sich endlich stabilisiert, sodass
Klasen auf einen ruhigen Nachmittag hoffte. Er sah sich gerade noch einmal die
Kurven durch, da klopfte ihm von hinten Oberarzt Meier auf die Schulter. »Na,
alter Hase, alles fit im Schritt?« Klasen blieb eine Antwort schuldig, was Meier aber
nicht weiter störte. »Ich sehe freie Betten, ich rieche Arbeit.« »Ich rieche vor allem
dich und das reicht mir im Moment.« »Das nehme ich als Kompliment, möchte
aber trotzdem mein Bedauern äußern. Freie Betten bedeutet: kein Patient. Und
kein Patient heißt: kein Geld. Wie soll diese Klinik überleben?« »Ich bin untröstlich.« »Ich auch, mein Bester. Und deshalb werde ich jetzt meine Fühler ausstre-
cken. Bestimmt gibt es einen Patienten für uns in der Notaufnahme. Ich werde
einen finden. Verlass dich darauf. Bis gleich.« Beschwingt eilte Meier hinaus. »Ja,
ja, bis gleich«, murmelte Klasen und wandte sich wieder den Kurven zu. Was
hatte Karla gestern noch gesagt? »Gegen irgendetwas muss er doch Antikörper
haben.« Natürlich! Antikörper! Wie hatte er das nur vergessen können. Er ging
zum Kühlschrank und holte eines der Röhrchen mit dem Liquor von Herrn
Rudolph heraus. Zufrieden beklebte er es mit dem passenden Etikett und schickte

die Anforderung ins Labor. Dann rief er im MRT an. Wehe, sie würden heute keinen Termin bekommen.

■ Notaufnahme, Dienstag, 16:00 h

Maren hatte mit ihrem Kollegen Markus Bergmann den Früh- gegen den Spätdienst getauscht. Das war ihr ganz recht gewesen. Ihre Mutter passte heute auf die Tochter auf. Und so hatte sie den Vormittag für sich gehabt. Natürlich war ihr Mann morgens nicht rechtzeitig aufgestanden, um ihr zu helfen. Das würde er büßen, am Wochenende war er fällig. Sie würde ausschlafen…doch dann fiel ihr ein, dass ihr Mann ja am Wochenende auf einem Kongress war. Wieder würde alles an ihr hängenbleiben. Das Leben war so ungerecht. Und den nächsten freien Frisörtermin hatte sie erst in einer Woche bekommen. Was bildeten die sich eigentlich ein? So würde sie noch eine Zeitlang mit Haarspray auskommen müssen. Nun ja, es gab Schlimmeres. Während sie sich noch über ihre Frisur Gedanken machte, kam Pfleger Frank herein mit einer Plastiktüte in der Hand. »Guten Morgen meine Schönheit. Ich hoffe, Sie sind ausgeschlafen.« »Was machst du denn mit der Tüte. Sind da deine persönlichen Sachen drin?« »Das ist von unserem Patienten von gestern. Wollte ich gerade rauf bringen.« »Hast du was dagegen, wenn ich das übernehme?«, fragte Maren. Sie hatte sich ohnehin vorgenommen, noch mal nach dem Patienten zu sehen. Im Moment war nicht allzu viel los. Verblüfft überreichte ihr Pfleger Frank die Tüte, bestellte noch »einmal Kaffee mit Sahne« und wünschte ihr eine gute Reise.

■ Intensivstation, 16:05 h

Als Maren auf der Intensivstation ankam, hörte sie schon aus dem Arztzimmer die Stimme von Hermann Klasen. »Was soll das heißen, es gibt heute kein MRT mehr? Ihr könnt doch nicht einfach…ach, das könnt ihr? Dann werde ich mal mit eurem Chef reden…Was? Wo ist der heute? Dann eben ohne Chef!« Klasen knallte den Hörer auf. »Ja?«, sagte er genervt, als Maren anklopfte und eintrat. »Ach, du bist es. Es ist doch immer das Gleiche: Ein kurzfristiger Termin für ein MRT ist wie ein Sechser im Lotto. Diese Bande von Radiologen.« Maren ging nicht darauf ein. »Wie geht es eigentlich unserem Patienten von gestern?«, erkundigte sie sich. »Mittlerweile ist er beatmet. Aber so ist er uns allen lieber. Er ist wohl noch ziemlich durchgedreht gestern Nacht. In seinem ▶ *EEG* sind ziemlich viele ▶ *Spike-*

wave-Komplexe, trotz der Medikamente. Und der Neurologe war heute hier. Er hat ein MRT empfohlen. Da wäre ich wirklich nicht drauf gekommen. Immerhin hat er ein Duplex der Hirnarterien gemacht und nichts Auffälliges gefunden.« »War ja fast zu erwarten. Hier habe ich übrigens seine Sachen.« Maren hielt die Plastiktüte in die Höhe. »Wollen wir uns das mal ansehen?« Klasen leerte den Inhalt auf den Boden. »Also, was haben wir da?«, sagte er und beugte sich über den Haufen Kleider. »Kaugummi?« Maren lehnte ab. »Wie wäre es damit?«, fragte sie und hielt ihm ein Paar Handschuhe hin. Sie zogen sich beide die Handschuhe über. Klasen hob erst eine Jeans hoch, dann ein Hemd sowie ein Unterhemd. Dann roch er ausgiebig daran. »Kein Rauch, riecht nur ein bisschen abgetragen.« Er öffnete eine Schreibtischschublade und zog daraus tatsächlich eine Lupe hervor. Damit beugte er sich über die Kleider. »Hier sehe ich nichts, was…Halt! Was ist das?« Maren beugte sich herunter. Durch die Lupe erkannte sie ein geringeltes braunes Haar. »Also, wenn mich nicht alles täuscht, handelt es sich hierbei um ein Schamhaar«, sagte sie. »Wer wird denn gleich an so etwas denken? Aber tatsächlich sieht es aus wie ein…nein, das ist natürlich ein Barthaar.« »Dann bin ich ja beruhigt. Aber warte mal, was ist denn das hier? Gib mir mal die Lupe«, sagte sie. »Ein blondes Haar.« »Kann es von dir sein?«, fragte Klasen. »Ich habe keine Schamhaare am Kopf«, antwortete Maren. »Und einen Termin beim Frisör habe ich auch noch nicht bekommen. Meine Haare sind zwar auch blond, aber länger.« »Augenbraue?« »Dieses Haar sieht aber eher borstig aus.« »Augenbraue?«, wiederholte Klasen. »Ich bitte dich, willst du behaupten, über meinen Augen wachsen Borsten? Nein, das sieht aus wie das Haar von einem Tier. Es ist auch nicht blond, eher weiß.« »Ratte?« »Weiß nicht. Mein Bruder hatte mal eine Ratte. Meine Mutter fand das schrecklich, ich auch. Aber der hatte auch immer so Haare am T-Shirt. Er hat das Tier oft bei sich getragen, bis die Katze eines Tages…« »Ersparen wir uns die Details«, sagte Klasen. »Dumm ist nur, dass sie im Labor keine Haare von Tieren analysieren.« »Aber nehmen wir mal an, es ist von einem Tier. Würde uns das eine Antwort bringen?« »Da gibt es schon ein paar Möglichkeiten…ich werde noch ein paar Tests anfordern.« Dann beugte sich Klasen wieder über den Inhalt der Tasche auf dem Boden. »Und das hier?« Er hielt einen Metallstift in die Höhe. »Ein Insulin-Pen. Unser Patient ist anscheinend Diabetiker. Irgendwer muss ihm doch den Pen verschrieben haben.« »Die Tante meinte, ihr Neffe war schon seit Ewigkeiten nicht mehr beim Arzt.« »Aber sie sagt ja auch, er habe keine Haustiere – hier.« Klasen hielt einen Geldbeutel in der Hand. »Mal sehen, was wir darin finden.« Er förderte ein paar Münzen zutage, einen Ausweis und eine Krankenkassenkarte. »Nicht allzu viel.« »Aber warte mal«, sagte Maren. »Wenn wir die Karte haben, können wir bei der Krankenkasse anrufen. Sie können uns bestimmt sagen, wer ihm den Pen verschrieben hat. Dann finden wir vielleicht heraus, ob er einen Hausarzt hat.«

Die Tür öffnete sich und Oberarzt Meier kam herein.»Na, wer hat sich denn hier die Kleider vom Leib gerissen? Oder spielt ihr Blinde Kuh? Gerne würde ich mich anschließen. Aber bevor mein Dienst in wenigen Minuten zu Ende geht…« Meier blickte auf seine Uhr.»Nämlich genau in zwei Minuten, möchte ich euch mitteilen, dass ihr noch einen Zugang bekommt. Es handelt sich um einen Mann mit einem Bronchialkarzinom im Endstadium. Er hat gehört, dass Sie sich hier auf der Intensivstation die Zeit vertreiben und möchte unbedingt zu Ihnen. Ich konnte ihm diesen Wunsch nicht abschlagen.«»Aber vielleicht möchte er gar keine Intensivtherapie mehr?«, sagte Maren.»Papperlapapp. Intensivtherapie«, was soll das schon sein? Er benötigt auf jeden Fall eine intensive Therapie und zwar von dir, mein lieber Dr. Klasen.«»Ich werde mein Bestes geben.«»Nun mal im Ernst. Auf den Stationen gibt es keine Betten. Außerdem sind sie dort mit einem sterbenden Menschen überfordert. Eine Schwester für 40 Patienten im Nachtdienst. Wie soll das gehen? Da habe ich mich erweichen lassen und mich erinnert, dass es hier noch freie Betten gibt.«

Meier sah erneut auf seine Uhr.»Und nun, nach dieser guten Tat, werde ich mit einem guten Gefühl in meinem Herzen dieses Haus verlassen. Morgen bin ich wieder für euch da.« Er drehte sich beim Herausgehen noch einmal um.»Und Fräulein Schneider, ich würde Ihnen empfehlen, mal wieder in der Notaufnahme vorbeizuschauen. Ich hoffe, Sie erinnern sich an diesen Ort. Dort braucht man Sie. Es sind ein paar Zugänge gekommen. Nichts für uns hier, aber für Sie bestimmt eine Herausforderung.« Dann war Meier auch schon verschwunden. Zurück blieb nur ein süßlicher Geruch. Maren war sich nie sicher, wie sie ihn einschätzen sollte. Immerhin wusste sie, dass sie ihn nicht riechen konnte.»Na, dann, mache ich mich mal wieder an die Arbeit«, sagte sie. Beim Hinausgehen wäre sie fast mit Karla Becker zusammengestoßen.»▶ *Mumps*«, hörte sie sie noch zu Klasen sagen, dann war Maren wieder auf dem Weg in die Notaufnahme.

▪ **Intensivstation, 22:00 h**

Der Spätdienst war erfreulich ruhig verlaufen. Klasen ging noch einmal die Kurven der Patienten durch. Er liebte es, wenn alles perfekt war. Und er hasste es, etwas zu übersehen. Doch dieses Gefühl ließ ihn bei dem Fall Rudolph einfach nicht los. Er besah sich die Laborergebnisse von heute. Herr Rudolph hatte leichte Entzündungszeichen entwickelt. Morgen wäre ein Röntgen-Thorax fällig. Die Ergebnisse aus der Mikrobiologie waren noch nicht eingetroffen, aber die Virus-Serologie war für die meisten getesteten Erreger unauffällig. Trotzdem würde Klasen das Aciclovir weiterlaufen lassen, morgen würde er noch einmal die Liquorpunktion wiederholen. Immerhin hatte er am Abend doch noch einen Termin für ein MRT bekommen. Aber aufgrund von »Problemen mit dem Computer« konnte es erst morgen ausgewertet werden. Leider war der zuständige Radiologe nicht mehr im Haus. Was sollte er machen? Und mit Erschrecken wurde ihm plötzlich bewusst: er hatte morgen frei. Am besten, er würde seinem Kollegen einen Zettel schreiben, was er zu tun hatte. Man konnte nie wissen. Vielleicht könnte er morgen einmal anrufen? Er wusste, er sollte es nicht tun, aber wenn er nicht anrief, hätte er sicher den ganzen Tag Bauchschmerzen. Er überlegte, was er morgen vorhatte, dann fiel es ihm wieder ein: er wollte mit seiner Freundin in ein Möbelhaus fahren, um ihr zu helfen eine Küche auszusuchen. Er hatte das Gefühl, sie wolle bald mit ihm zusammenziehen. Obwohl er dabei sicherlich keine Hilfe war, hatte sie darauf bestanden, dass er mitkam. Aber bestimmt könnte er dazwischen kurz telefonieren.

Er schreckte hoch. Seine Kollegin Sabine Fischer hatte ihm auf die Schulter getippt. »Zeit für die Übergabe«, sagte sie. »Bestimmt willst du bald nach Hause.« Er nickte. »Fangen wir mit Herrn Rudolph an«, sagte er. »Ich würde eigentlich gerne von vorne beginnen. Es gibt ja auch noch andere Patienten hier.« Klasen knirschte mit den Zähnen. Er wusste, wenn er sich jetzt aufregte, würde es eine sehr lange Übergabe werden. Und seine Bauchschmerzen würden dadurch auch nicht besser werden. »Gerne«, sagte er.

▪ Krankenhausbibliothek, 22:45 h

Es war Karla Becker fast ein bisschen peinlich. Sie hoffte, dass sie niemand in der Bibliothek ertappen würde. Aber obwohl sie frei hatte, konnte sie einfach nicht nach Hause gehen.

Wegen ihrer Doktorarbeit hatte sie einen Schlüssel für die Bibliothek. Manchmal zog sie sich hierher zurück. In den wuchtigen Regalen standen die meisten Standardwerke, es gab eine Sammlung wichtiger Zeitschriften. An dem großen alten Konferenztisch konnte sie sich mit Laptop und Büchern ausbreiten. Zum Rauchen stellte sie sich an das große Fenster. Von dort hatte sie einen guten Ausblick.

Sie wollte noch eine Studie für ihre Doktorarbeit durchgehen, aber wieder blieb sie mit ihren Gedanken bei dem Fall Rudolph hängen. Sie hatte das Gefühl, dass sie längst nicht alles bedacht hatten. Der Patient hatte Krampfanfälle, das war sein Leitsymptom. Anfangs hatte er über Kopfschmerzen geklagt, zudem hatte er eine Sprachstörung, wohl eine Aphasie. Sie schrieb »Krampfanfälle« auf. Darunter notierte sie: ► *Enzephalitis?* Auch wenn sie noch keine deutlichen Anzeichen in der Liquoruntersuchung gefunden hatten, die Symptome sprachen dafür. In der Suchmaschine im Internet gab sie das Wort Enzephalitis ein, das ging schneller. Sie las sich ein paar Artikel durch, dann schrieb sie auf ihren Block: Viren, Bakterien, Pilze, Protozoen. Hatten sie an alle Viren gedacht? Bakterien hielt sie aufgrund der Laboruntersuchungen für unwahrscheinlich, – außerdem: Blutkulturen waren angesetzt. Sie knabberte an ihrem Stift. Herr Rudolph hatte in unhygienischen Verhältnissen gelebt. Da hielt sie es allerdings für möglich, dass sich irgendwo ein Erreger eingenistet hatte. Wenn der Patient immungeschwächt wäre, z. B. durch HIV oder Alkoholismus? War die Antibiose ausreichend? Sie musste wohl auf die Ergebnisse der Blut- und Liquorkulturen warten. Und wenn sie jetzt noch mal auf der Intensivstation auftauchte, würden sie bestimmt alle für verrückt erklären. Für den Nachtdienst gab es ohnehin genug zu tun.

Sie überlegte. Welche anderen Ursachen für eine Enzephalitis fielen ihr noch ein? In diesem Moment klingelte ihr Telefon. Es war 11:00 h abends. Wer würde sie um diese Zeit noch anrufen? Vielleicht eine Freundin, die mit ihr ausgehen wollte? »Hallo? Ach, Mama, du bist es. Warum rufst du mich denn um diese Zeit noch an?« Sie hörte eine Weile zu, dann sagte sie: »Ja, aber nur, weil ich nicht Zuhause bin, heißt das doch nicht, dass mir etwas passiert ist. Was? Wer ist schwanger? Schön für sie… Nein, ich nicht… Nein, du musst dir keine Sorgen machen. Ich melde mich, wenn ich etwas brauche, natürlich.« Sie wünschte ihrer Mutter noch eine gute Nacht, dann legte sie auf. Ihre Mutter konnte schon ganz schön anstrengend sein. Plötzlich fiel ihr etwas ein. Was hatte ihre Mutter gesagt? Ihr Patient war zwar nicht schwanger, aber wenn er eine Immunschwäche hätte, es würde perfekt passen. Sie müssten unbedingt noch weitere Antikörper bestimmen. Die Therapie: ► *Pyrimethamin* und ► *Sulfadiazin.* Sie notierte die Namen auf einem Zettel. Dann packte sie ihre Sachen zusammen. Für heute hatte sie genug. Auf dem Rückweg ging sie an der Intensivstation vorbei. Sie schlich sich in das Arztzimmer, zum Glück war es leer, und legte Klasen den Zettel ins Fach. An der Wand hing der Dienstplan. Sie hatte morgen frei, das wusste sie auswendig. Dann machte sie sich auf den Heimweg.

- **Notaufnahme, Mittwoch, 9:00 h**

» Verwirrt? Eher ein bisschen seltsam.

Am nächsten Tag war es ungewöhnlich ruhig in der Notaufnahme. Es war einfach nie abzusehen. Fast ein bisschen langweilig, dachte Maren. Man konnte es ihr wohl nicht recht machen. In ihrer Tasche fand sie den Zettel, auf dem sie sich die Daten von Herrn Rudolph und seiner Krankenkasse notiert hatte. Sie holte sich einen Kaffee und rief dort an. Nach einer Weile hatte sie sogar die Auskunft, die sie brauchte: Sie konnten ihr sagen, bei welchem Arzt Herr Rudolph den Insulin-Pen verschrieben bekommen hatte. Maren gab den Namen im Internet ein und kurz darauf konnte sie den zuständigen Kollegen sprechen. Es war fast zu einfach. Er konnte sich sogar an den Namen des Patienten erinnern. Er erzählte ihr am Telefon, Herr Rudolph habe deutlich erhöhte Blutzuckerwerte gehabt, zudem war sein HbA1c-Wert erhöht. Er hatte ihm zunächst ein Muster eines oralen Antidiabetikums mitgeben, nachdem sich aber die Werte nicht gebessert hatten, hatte er ihm einen Insulin-Pen verschrieben. Er war sich aber unsicher gewesen, ob der Patient die Medikamente überhaupt genommen hatte. »Kam er Ihnen denn verwirrt vor oder sonst irgendwie auffällig?«, fragte Maren. »Er war vielleicht nicht besonders elegant gekleidet, aber verwirrt? Eher ein wenig seltsam.« »Wissen Sie, ob er noch weitere Erkrankungen hatte?« Der Arzt sah kurz in seinen Aufzeichnungen nach. »Nein, hier ist nichts vermerkt.« »Ist Ihnen sonst noch etwas aufgefallen? Roch er nach Alkohol, schwankte er, hatte er Probleme beim Sprechen, war er vielleicht manchmal irgendwie abwesend?« »Was Sie alles wissen wollen«, lachte er. »Wie gesagt, bis auf sein leicht ramponiertes Äußeres schien er mir normal. Ein bisschen sonderlich vielleicht. Wie so ein verarmter englischer Adliger, der sich abends mit seiner Katze am Kamin wärmt, so sah er aus. Wie geht es ihm denn?« Maren erzählte kurz, dass sie ihn wegen Krampfanfällen auf der Intensivstation behandelten, aber dass sie nicht so recht weiterkämen. Er wünschte ihr noch viel Glück. Dann legte sie auf. Auf der Patientenliste an ihrem Computer sah sie, dass mittlerweile drei neue Patienten eingetroffen waren. Jetzt ging die Arbeit los. Sie nahm noch einen Schluck von dem mittlerweile kalten Kaffee. Irgendetwas hatte sie am Ende des Gesprächs kurz aufhorchen lassen, dann war es ihr wieder entfallen. Vielleicht würde sie später wieder darauf kommen.

- **Ein Möbelhaus, 11:00 h**

Klasen stand vor der Küche. »Aber findest du sie nicht ein bisschen zu wuchtig?«, fragte ihn seine Freundin. »Ich finde sie eigentlich ganz in Ordnung. Was kostet sie denn?« Seine Freundin blätterte in dem Katalog und versuchte herauszufinden, ob der Preis die Elektrogeräte mit einschloss.

Klasen sah auf die Uhr: bald Mittag. Jetzt hatte der Radiologe das Kernspin von gestern hoffentlich schon angesehen. Es musste doch etwas zu finden sein. »Die Geräte sind nicht mit dabei«, sagte seine Freundin. Er nickte. Hoffentlich würde Frederik Hagen, der Arzt für den Frühdienst heute, sich an seine Vorgaben halten. Er hatte ihn auch darum gebeten, die Liquorpunktion noch einmal zu wiederholen. »Ich finde, sie würde aber trotzdem gut reinpassen«, hörte er eine weibliche Stimme. Wieder nickte er. Und Blutkulturen sollten sie auch noch einmal abnehmen. »Du sagst ja gar nichts.« »Ich muss nur mal eben auf die Toilette«, sagte er. Hinter einer Ecke lehnte er sich an die Wand und zog sein Telefon heraus. Es dauerte einen Moment, bis der Kollege am Telefon war. »Hallo, ich war mir nicht mehr sicher, ob ich heute im Spätdienst eingeteilt bin. Kannst du mal nachschauen?« »Das weiß ich auswendig«, antwortete Frederik Hagen. »Du hast heute frei.« Klasen wusste es auch. »Bei der Gelegenheit fällt mir ein: wie war denn das MRT von Herrn Rudolph?« »Der Radiologe meinte, er sieht nichts Auffälliges.« »Wie, er sieht nichts Auffälliges?« In diesem Moment kam eine Reinigungskraft mit einem Staubsauger um die Ecke, sodass Klasen nichts mehr verstehen konnte. Er öffnete einfach die nächstbeste Tür. Er befand sich in einer Art Besenkammer. »Hast du noch einmal Liquor und Blutkulturen abgenommen?« »Das habe ich noch nicht geschafft. Das mit dem MRT hat ewig gedauert. Ich höre dich gerade ganz schlecht.« »Ich bin in einem Vortrag«, sagte Klasen. Er blickte auf das Regal mit den Putzmitteln und dem Schrubber. »Gerade gibt es eine kleine Pause.« »Was sagst du?« »Liquor und Blutkulturen!«, sagte Klasen etwas lauter. »Aciclovir weiter. Und die Antibiose erweitern…« »Was soll ich erweitern? Der Empfang ist sehr schlecht.« In dem Moment ging die Tür auf und die Frau mit dem Staubsauger starrte Klasen verwundert an. »Der Vortrag geht weiter. Ich melde mich später«, sagte Klasen und legte auf. Dann schob er sich an der Frau vorbei und sagte: »Dringende Angelegenheit, Sie verstehen.« Sie nickte und sagte. »Die Toilette ist den Gang runter.« Klasen lächelte und machte sich auf den Weg zur Kasse. Dort fand er seine Freundin. »Und bei dir ist alles in Ordnung?«, fragte sie. Klasen nickte. »Der Befund ist unauffällig…Ich meine, es geht mir gut.«

▪ Notaufnahme, 11:00 h

Maren hatte zügig gearbeitet. Alle Patienten waren versorgt, später würde sie noch einen Patienten mit Vorhofflimmern auf die Überwachungsstation bringen. Sie wartete nur noch auf die Kontrolle seiner Blutwerte. In der Zwischenzeit sah sie sich die Befunde von Herrn Rudolph an. Vielleicht hatte sich schon etwas getan? Zunächst stieß sie auf den Befund vom MRT. Sie wunderte sich: bis auf eine kleine Arachnoidalzyste ohne Krankheitswert war der Befund unauffällig. Ebenso das Angio-CT von vor zwei Tagen und die Duplex-Untersuchung der Halsgefäße. Dann las sie den Röntgen-Thorax-Befund. »Ein Infiltrat ist nicht auszuschließen«. Das sagte gar nichts, Radiologen-Deutsch eben. Die serologischen und molekularbiologischen Befunde für Herpes-simplex, HIV, FSME und Influenza waren ebenso negativ wie die für Mykoplasmen und Borrelien. Keine Masern und kein Mumps. Irgendwelche NMDA-Antikörper standen noch aus, das sagte ihr gar nichts. Dem neurologischen Konsil konnte sie entnehmen, dass überhaupt nichts auszuschließen war, und dass sie das MRT und die Liquordiagnostik wiederholen sollten. Bislang hatten sich im Nervenwasser keine entzündlichen Veränderungen gezeigt. Sie lehnte sich zurück und seufzte. Das einzige, was sie bislang herausgefunden hatte, war, dass Herr Rudolph einen Insulin-Pen hatte. Sie öffnete ihre Brotzeit-Box. Ein penetranter Geruch nach altem Käse stieg ihr in die Nase. Ihre Leidenschaft für Käse hatte sie während der Schwangerschaft zurückstellen müssen. Wie schön, dass sie jetzt wieder ungehindert… Plötzlich fiel es ihr ein: Listerien! Konnte es wirklich sein, dass sie etwas übersehen hatten? Sie erinnerte sich: Schwangere sowie alle weiteren Personen, die ein geschwächtes Immunsystem hatten, sollten keine Produkte essen, die Listerien enthalten könnten. Rohmilchkäse, Mayonnaise, rohe Würste, Salami – sie würde darauf wetten, dass Herr Rudolph dies alles in seinem Kühlschrank hatte. Bestimmt auch über längere Zeit. Und wenn er Diabetiker war, dann war er tatsächlich immungeschwächt. Sie gab »Listeriose« in die App auf ihrem Handy ein. Die Symptome passten. Nur, warum hatten sie dann noch keinen Nachweis im Liquor oder in den Blutkulturen? Vielleicht, weil es noch keinen Nachweis gab… Bestimmt hatten sie an das richtige Antibiotikum zur Therapie gedacht. Wenn Maren ihren Patienten auf der Überwachungsstation abgeliefert hatte, würde sie Klasen darauf hinweisen.

Ihr Frühdienst war schon bald vorbei, als sie den Patienten endlich auf der Überwachungsstation abgegeben hatte. Heute musste sie pünktlich gehen. Die Krippe würde zeitig schließen. »Wo finde ich Dr. Klasen?«, fragte sie eine der Intensivschwestern. »Der ist heute nicht hier, hat einen freien Tag. Angeblich hat er bis jetzt aber erst einmal angerufen.« Die Schwester drehte sich um. »Na ja, der

Tag ist ja noch lang.« Maren wusste nicht genau, was sie meinte. Dann würde sie ihm eben eine Nachricht hinterlassen. Sie notierte alles und legte ihm einen kurzen Brief in sein Fach. Da fiel ein kleiner Zettel heraus. Sie wollte ihn gleich wieder zurücklegen, es waren nur ein paar Notizen. Sie warf einen Blick darauf. Ziemlich unleserlich. Zwei Wörter waren unterstrichen: Pyrimethamin und Sulfadiazin. Hatte das etwas mit dem Fall zu tun? Sie recherchierte mit ihrem Handy kurz im Internet. Das sie darauf nicht gekommen war! Dann suchte sie Klasens Telefonnummer heraus und versuchte ihn anzurufen. Nicht erreichbar. Sie würde es später noch einmal versuchen. Jetzt musste sie los.

- **Im Auto, 15:20 h**

» Jetzt auch noch die Pest?

Klasen war gerade auf dem Rückweg vom Möbelhaus und einem anschließenden Mittagessen, als sein Telefon klingelte. Zum Glück saß seine Freundin am Steuer, er fuhr nicht gerne Auto.

»Ich wollte fragen, ob ihr nicht die Antibiose erweitern wollt«, kam Maren gleich zur Sache. Er hörte ihr aufmerksam zu, als sie ihm von ihrem Verdacht erzählte. Dann überlegte er. Eine Enzephalitis bei einer ▸ *Listeriose* war zwar sehr unwahrscheinlich, aber natürlich war es eine Diagnose, die sie mit in Betracht ziehen sollten. Wegen der sogenannten »Listerienlücke«, also der nicht ausreichenden Wirksamkeit des ▸ *Cephalosporins*, sollte bei Verdacht auf eine ▸ *bakterielle Meningitis* immer zusätzlich mit einem Breitbandpenicillin behandelt werden. Das Problem war: bei dem fast unauffälligen Liquorbefund war er die ganze Zeit von einer ▸ *viralen Meningitis* ausgegangen.

»Du hast recht!«, sagte er dann. »Bis zum eindeutigen Beweis des Gegenteils sollten wir auf jeden Fall zusätzlich ▸ *Ampicillin* geben. Am besten, du schreibst es gleich auf…« Maren unterbrach ihn. »Ich bin nicht mehr im Krankenhaus. Ich bin gleich bei der Kinderkrippe. Muss meine Kleine abholen. Aber ich wollte dir noch etwas sagen: ich habe zufällig einen Zettel in deinem Fach gesehen. Den hat dir wohl Karla Becker rein gelegt. Ich hoffe, du bist mir nicht böse. Ich habe zufällig einen Blick darauf geworfen. Sie hat darauf zwei Wörter notiert. Pyrimethamin und Sulfadiazin. Das ist die Therapie für…« ▸ »*Toxoplasmose*!«, fiel Klasen ihr ins Wort. Maren war beeindruckt. »Ich Idiot!« Klasens schlug sich mit der Faust auf den Oberschenkel. Seine Freundin sah kurz verwundert zu ihm, dann konzentrierte sie sich wieder auf den Verkehr. »Ich habe die ganze Zeit gedacht, dass wir noch etwas vergessen hatten. Wir müssen unbedingt die Antikörper für Toxoplas-mose anfordern. Am besten, du rufst gleich im Labor an…«»Schon vergessen? Ich bin in der Kinderkrippe, da gibt es kein Labor. Das musst du schon selber machen. Ich wollte es dir nur sagen. Ich hielt es erst für unwahrscheinlich, weil eine Toxo-plasmose-Infektion meist ohne größere Symptome verläuft. Aber bei Patienten mit geschwächtem Immunsystem…« Wieder unterbrach er sie: »…kann es zu einer Enzephalitis kommen. Und die Symptome passen perfekt dazu.«»Ja, und dann ist mir eingefallen,«, fuhr Maren fort, »dass Herr Rudolph ja Diabetiker ist. Wahr-scheinlich war sein Zucker schlecht eingestellt. Damit ist er immunsupprimiert. Ob er Zuhause einen alten Käse voller Listerien im Kühlschrank hat oder eine Katze, die ihn mit Toxoplasmose angesteckt hat – beides wäre möglich.«»Das Haar, das wir auf seiner Kleidung gefunden haben, muss ja nicht von einer Ratte stammen. Und eine Infektion mit Yersinien, also Pest, das halte ich doch für un-wahrscheinlich.«»Nun, er könnte schon den einen oder anderen Floh in seiner Wohnung gehabt haben«, sagte Maren. Die Verbindung wurde schlechter. »Wir sollten seine Tante fragen, ob sie in der Wohnung nachschauen kann. Am besten, du rufst sie gleich an…«»Ich bin jetzt in der Krippe. Ich werde keine Tante anru-fen…und da ist ja auch schon meine kleine Maus…«»Ich höre dich gerade ganz schlecht. Was sagst du? Mäuse? Was meinst du mit Mäusen?« Wieder ihre Stimme. »Warte mal, Prinzessin…« Kurzzeitig konnte Klasen nichts mehr verstehen. Hatte sie ihn »Prinzessin« genannt? Dann konnte er sie wieder hören. »…rufst jetzt im Krankenhaus an. Eine Schwester sagte am Telefon, du hättest heute ohnehin erst einmal angerufen und der Tag sei noch lang oder so etwas. Also, ich muss dann mal.« Seine Freundin stellte den Motor aus. Sie waren bei ihrer Wohnung ange-kommen. Sie drehte sich zu ihm: »Pest? Ist bei euch wirklich die Pest ausgebro-chen?« Er schüttelte den Kopf.

Es war ihm nicht angenehm. Aber er musste es tun. Er wählte die Nummer vom Krankenhaus. Nach einer Weile hatte er einen Arzt am Telefon: Frederik Hagen. »Herrmann Klasen hier. Du nimmst dir jetzt einen Stift und hörst mir gut zu.«

■ **Intensivstation, Donnerstag, 15:00 h**

Am nächsten Tag saßen vier Mediziner im Arztzimmer der Intensivstation und berieten. Karla und Klasen hatten Maren gebeten, sich mit ihnen zusammen auf der Intensivstation zu treffen. Frederik Hagen, der heute Spätdienst hatte, war auch noch dazu gestoßen. Es war Nachmittag, die Sonne schien durchs Fenster.

»Also fassen wir noch einmal zusammen«, sagte Karla. »Bislang sind alle Blut- und Liquorkulturen negativ. Ebenso die Serologien von den Viren, die wir getestet haben. Und das waren wirklich alle, die infrage kommen. Ich habe das noch einmal nachgeprüft. Mehr geht nicht. Ein paar PCRs stehen noch aus. Aber Marens Favorit, die Listeriose, wird immer unwahrscheinlicher.« »Moment mal!«, sagte Maren. »Das ist nicht mein Favorit. Mein Favorit ist…« »…eine Toxoplasmose. Das wäre auch plausibel«, fuhr Karla fort. »Nehmen wir mal an, Rudolph hat eine Katze. Oder irgendein anderes Tier, das mit Toxoplasmose infiziert ist, hat ihn mal bei… was weiß ich…irgendeiner Entrümpelungsaktion gebissen. Er ist immunge- schwächt, weil er zuckerkrank ist. Die Bakterien überlisten sein schwaches Im- munsystem, überrennen die Blut-Liquor-Schranke und breiten sich in seinem Gehirn aus – Enzephalitis!« Karla hatte beim letzten Wort mit der Faust auf den Tisch geschlagen. Hatte sie diesen Vortrag eingeübt? Maren sah den aussichtslosen Kampf der mit Zuckermolekülen verklebten Einheiten aus Herrn Rudolphs Immunsystem fast plastisch vor sich: »Rückzug! Hinter die Blut-Hirn-Schran- ke!… Sie haben die Großhirnrinde eingenommen. Zieht euch in das Stammhirn zurück! Patient Rudolph ist gefallen…« Klasen unterbrach ihren Gedankenfluss: »Doch leider hat er keine Antikörper für Toxoplasmose – negativ!« Nun hatte er mit der Faust auf den Tisch geschlagen. Irgendwie schien das hier zum guten Ton zu gehören. »Was uns wieder auf Null zurückwirft«, sagte Karla. Sie strich den Punkt »Infektion« endgültig von ihrer Liste. »Zumindest haben wir bis jetzt noch keinen Anhalt für eine Infektion«, sagte Maren. So leicht würde sie sich nicht ge- schlagen geben.

Klasen wandte sich an Frederik Hagen. »Hast du gestern noch einmal eine Liquorpunktion gemacht?« »Habe, ich. Es war zwar nicht einfach…« »Gut«, un- terbrach ihn Klasen. »Und du hast das Ganze noch mal ins Labor geschickt? Und auch das Ampicillin angesetzt?« »Ich habe es genauso gemacht, wie du es mir am Telefon gesagt hast. Auch wenn es nicht einfach war…« »Vielleicht brauchen wir einfach noch ein bisschen Zeit«, fiel ihm Karla diesmal ins Wort. Frederik Hagen meldete sich noch einmal zu Wort: »Was ich nicht verstehe: ihr sprecht die ganze Zeit von Immunschwäche. Unser Patient hatte keine schlechten Zuckerwerte…« »Das muss nichts heißen«, sagte Klasen. »Ich weiß«, sagte Frederik. »Ich meine aber: Habt ihr oder haben wir schon mal gecheckt, ob es noch irgendeine andere Ursache für eine Immunschwäche gibt? Wir reden die ganze Zeit vom Kopf. Was ist eigentlich mit dem Rest? Haben wir schon einen Ultraschall vom Bauch ge- macht? Vielleicht hat er einen Tumor oder so etwas?« Kurze Pause. »Der Punkt geht an dich!«, sagte Klasen. »Wir suchen einen Tumor.« »Und wenn wir schon ein zweites Mal Liquor punktieren, dann können wir auch noch einmal ein MRT machen«, sagte Karla »Das stimmt«, gab ihr Klasen Recht. »Ich werde versuchen, heute noch einen Termin zu bekommen. Und jetzt an die Arbeit.«

Am Abend saß Klasen im Arztzimmer, vor sich den Befund der zweiten Kernspin-Untersuchung. War das nun gut oder schlecht? Er hatte Kopfschmerzen. Waren das noch die Nachwirkungen vom Rotwein? Davon hatte er gestern vielleicht etwas zu viel erwischt. Seinem Magen tat es auch nicht gerade gut. Aber alte Traditionen sollte man nicht brechen. Er nahm einen Schluck Kamillentee, verzog dabei das Gesicht. Zum Glück konnte er den Geschmack mit einem Kaugummi loswerden. Er kaute und dachte. Die Tumorsuche hatte bislang keine auffälligen Befunde gebracht. Der Patient hatte noch nicht einmal eine Fettleber. Wahrscheinlich trank er wirklich keinen Alkohol. Seine eigene Leber sähe bestimmt schlechter aus. Er las noch einmal den Bericht der Kernspin-Untersuchung:

Befund MRT Schädel

- Kein generalisiertes Hirnödem.
- Als Hauptbefund entzündliche Veränderungen im Marklager und Kortex links temporal unter Beteiligung des limbischen Systems im Rahmen einer Enzephalitis.
- (Herpesenzephalitis ausgeschlossen? Liquor Kontrolle?)
- Arterielle Inflow-Angiographie unauffällig.

Was bedeutete das? Seinem Patienten ging es nicht besser. Alle bislang durchgeführten Test: negativ. Kein Tumor. Aber ein Test stand noch aus. Er hatte ihn schon vor ein paar Tagen angefordert. Konnte er es trotzdem riskieren? Er schrieb ein neues Wort auf die Liste der Differentialdiagnosen: autoimmun. Was, wenn er falsch lag? Er würde das Immunsystem seines Patienten noch weiter schwächen. Wenn doch eine Infektion vorlag… Er wanderte langsam über die Station. Man hörte nur das kontinuierliche Geräusch der Atemmaschinen. Alles war friedlich. Der Mann, der neben Herrn Rudolph lag, würde sich wahrscheinlich von seinem schweren Herzinfarkt erholen. In wenigen Tagen könnten sie ihn extubieren. Auch Patient Rudolph lag ruhig in seinem Bett. Aber wenn man genau hinsah, konnte man sehen, dass sein rechter Daumen zuckte. Die ganze Zeit. Klasen ging zur Kurve. Dann schrieb er die Anordnung für das Kortison. Hochdosiert.

■ **Ein paar Tage später...**

2

» Nicht alles ist negativ.

Es hatte einen Tag gedauert, bis das Kortison angeschlagen hatte. Aber dann ging es Herrn Rudolph jeden Tag etwas besser. Auch nachdem sie ihm den Tubus aus der Luftröhre entfernt hatten und er wieder selbstständig atmete, blieb er ruhig Er hatte keine epileptischen Anfälle mehr. Am Anfang war er noch verwirrt, aber Tag für Tag schien er seine Orientierung und schließlich auch seine Sprache wiederzufinden.

»Sollten wir nicht bald das Aciclovir absetzen?«, fragte Karla. Sie saß mit Klasen und Maren im Arztzimmer der Intensivstation. »Ich würde es noch eine Zeit lang weitergeben«, antwortete Klasen und kaute dabei vergnügt auf seinem Kaugummi. »Ich habe immerhin schon mal das Antibiotikum abgesetzt«, sagte Karla. »Das verstehe ich«, warf Maren ein. »Eine bakterielle Entzündung haben wir schließlich zu keinem Zeitpunkt nachgewiesen. Aber wart ihr euch sicher, als ihr das Kortison angeordnet habt?« Klasen schüttelte den Kopf. »Nein. Ich zumindest nicht. Aber es schien mir das Beste für unseren Patienten. Und ihr wisst ja: In Gefahr und Not...« »...bringt der Mittelweg den Tod«, ergänzte Karla und fuhr fort: »Auf die ▶ *NMDA-Antikörper* bin ich schließlich auch gestoßen. Aber da sie negativ waren, habe ich das nicht weiter verfolgt.« Maren gönnte sich einen von Klasens Kaugummis und sagte: »Trotzdem wirkt das Kortison. Wieso?« »Es gibt noch einige andere Antikörper. Das schließt unsere Diagnose einer ▶ *limbischen Enzephalitis* nicht aus«, antwortete er. »Seht euch den Befund der zweiten Kernspin-Untersuchung seines Gehirns an. Da sieht man die Entzündung.« »Aber einen Tumor haben wir auch nicht gefunden«, beharrte Maren. »Der findet sich bei einer limbischen Enzephalitis auch nicht immer«, sagte Klasen. »Deshalb heißt es ja auch: nicht-paraneoplastische limbische Enzephalitis. Das Immunsystem unseres Patienten ist für die Entzündung verantwortlich. Wir haben die ganze Zeit einen Feind von außen gesucht. Aber der Feind war sein eigener Körper.« »Aber hier ist das letzte Wort noch nicht gesprochen!«, sagte Maren. »Eine Magen- und Darmspiegelung, eine urologische Untersuchung, das alles steht noch aus.«

»Das sehe ich auch so. Es gibt noch viel zu tun«, stimmte Klasen ihr zu »Lasst uns mal nach unserem Patienten sehen.« Sie standen auf und gingen in die Station.

»Und warum noch das Aciclovir?«, fragte Karla. »Weil es keine Sicherheit gibt«, antwortete Klasen. »Eine Entzündung des Gehirns durch Viren, welcher Art auch immer, das bleibt die Differentialdiagnose. Auch wenn die Testergebnisse alle negativ sind.« »Nicht alles ist negativ!«, sagte Karla. »Schaut euch mal unseren

Patienten an.« Herr Rudolph saß im Bett und löffelte vorsichtig eine Suppe. Er wirkte sehr konzentriert, aber auch zufrieden. »Das finde ich doch sehr positiv«, sagte Karla. »Heute hat er mich gefragt, wann er wieder nach Hause gehen kann. Er hat übrigens keine Haustiere. Aber eine kleine weiße Katze, die würde perfekt zu ihm passen.« »Vielleicht solltest du dir eine anschaffen?«, sagte Klasen. Karla schüttelte den Kopf. »Ich mag keine Katzen. Vielleicht ein paar Mäuse. Obwohl man nie weiß, welche Keime man sich dabei anfängt.«

Dann machten sie sich auf den Weg in die Kantine zum Mittagessen. Heute war es ruhig. Aber das konnte sich jederzeit ändern. Von draußen hörten sie die Sirene des Notarztwagens.

2.2　Faktencheck

- **Aphasie**

Unser Patient wacht am Morgen auf und stellt fest: Er kann nicht mehr sprechen.

Eine Störung der Sprache bezeichnet man als **Aphasie**. Es kommt zu Wortfindungsstörungen, aber auch das Verständnis für die Sprache ist eingeschränkt. Wenn auch das spontane Sprechen gestört ist, handelt es sich um eine globale Aphasie. Bei einer Wernicke-Aphasie sprechen die Patienten viele unzusammenhängende Wörter, bei der Broca-Aphasie ist das spontane Sprechen gestört, das Sprachverständnis für einfache Sachverhalte ist jedoch erhalten. Ursachen für eine neu aufgetretene Störung der Sprache können ein Schlaganfall, eine Hirnblutung, ein Schädel-Hirn-Trauma oder eine Entzündung des Gehirns sein. Eine Sprachstörung ist nicht das Gleiche wie eine Störung des Sprechens. Bei einer Dysarthrie funktioniert die Überleitung auf die Sprechmotorik nicht mehr.

- **GOMER**

Unser Mann kann sich am Telefon nicht mehr artikulieren, schließlich macht er sich selbst auf den Weg in die Notaufnahme. Dort sitzt schon die zuständige Ärztin und denkt sehnsüchtig an eine Tasse Kaffee. Dazu bleibt aber keine Zeit, denn die Notaufnahme ist voller **GOMER**. Das sind die »Get-out-of-my-emergency-room-Patienten«. Solche, mit sehr vielen Erkrankungen, die mit sehr vielen Tabletten behandelt werden, die alle sehr viele Nebenwirkungen haben. Als Arzt kann man eigentlich nur alles falsch machen und deshalb ist es besser, wenn die GOMER die Notaufnahme so schnell wie möglich wieder verlassen. Entweder in Richtung Pflegeheim (wo sie herkommen) oder dort, wo es ein freies Bett im Krankenhaus gibt, egal welche Fachabteilung. Die GOMER bieten für jede Disziplin in der Medizin eine passende Diagnose, denn sie haben auch jede Erkrankung.

- ### ICU-Hemd

Die Ärztin arbeitet an diesem Tag mit Pfleger Frank zusammen. Der sieht wie ein Rock-Musiker im **ICU-Hemd** aus. Wer es nicht weiß – ICU steht für Intensive Care Unit, was nichts anderes als Intensivstation heißt. Diese Art von Hemden (mit den passenden Hosen) wird auch gerne in der Notaufnahme getragen. Das hat den Vorteil, dass man keinen Arztkittel tragen muss, mit dem man an Türklinken hängen bleibt oder mit den Ärmeln im Essen oder in Ausscheidungen von Patienten, was Flecken hinterlässt, die man nie wieder herausbekommt. Außerdem kann man sich mit einem ICU-Hemd wie George Clooney aus Emergency Room fühlen, während man mit einem Arztkittel bestenfalls als Internist und im schlechtesten Fall als Hausmeister durchgeht.

- ### Lyse

Pfleger Frank bittet die Ärztin sich als Erstes einen verwirrten Patienten mit einer Sprachstörung anzusehen. Wer jemanden mit einer neu aufgetretenen Sprachstörung sieht, denkt erst mal an einen Schlaganfall. Dabei ist es wichtig zu wissen, wie lange die Aphasie schon besteht, um zu entscheiden, ob der Patient eventuell von einer **Lyse** profitieren würde. Durch die intravenöse Gabe mit einem speziellen Medikament kann das Blutgerinnsel im Gehirn manchmal aufgelöst werden. Das sogenannte Lyse-Fenster, der Zeitraum, in dem eine Lyse-Therapie noch Sinn macht, beträgt 4½ Stunden. Zur Einschätzung der neurologischen Defizite und damit der Lyse-Indikation wird der NIHSS-Score verwendet. Eine absolute Kontraindikation für eine Lyse ist zum Beispiel eine Hirnblutung oder ein Tumor im Bereich des zentralen Nervensystems.

Bei unserem Patienten ist jedoch überhaupt nicht klar, wie lange die Sprachstörung schon besteht, deshalb entscheidet man sich hier gegen die Lyse.

- **Stroke Unit**

Dr. Schneider überlegt, den Patienten auf eine **Stroke Unit** zu verlegen. Dort werden vor allem Patienten mit akuten Schlaganfällen versorgt, die nicht intensivpflichtig sind, eine Überwachungsstation (IMC, Intermediate Care) speziell für neurologische Patienten. Man braucht einen Facharzt und die notwendige technische Ausstattung. Dazu zählt zum Beispiel die Möglichkeit zur kontinuierlichen Monitorüberwachung und invasiven Blutdruckmessung. Eine Computertomographie oder ein Notfall-Labor müssen im Haus vorhanden sein.

- **Cephalgie**

Unserem Patienten fehlen aber nicht nur die Worte. Als er am Morgen aufsteht, fühlt er sich abgeschlagen. Er hat Kopfschmerzen.

Cephalgien können ohne eine Schädigung auftreten, wie zum Beispiel Migräne oder Spannungskopfschmerzen. Das sind primäre Kopfschmerzen. Eine Migräne ist meist ein einseitig pulsierender Schmerz (Hemikranie) und geht oft einher mit Übelkeit, Erbrechen, Licht- oder Geräuschempfindlichkeit. Sie kann mit oder ohne Aura auftreten und sogar neurologische Ausfälle verursachen. Bei einem Spannungskopfschmerz schmerzt es auf beiden Seiten und es gibt keine Begleitsymptome. Bei einer Schädigung im Nervensystem spricht man von sekundären Kopfschmerzen. Ursachen dafür können sein: Hirnblutung, Schlaganfall, Sinusvenenthrombose, Karotisdissektion, hypertensive Krise, Glaukom und Meningitis oder Enzephalitis.

Warnsymptome bei Kopfschmerzen, sogenannte »red flags«, sind: starke Intensität, plötzlicher Beginn, Meningismus, Fieber, neurologische Ausfälle, Krampfanfälle, psychiatrische Auffälligkeiten, erstmaliges Auftreten bei Patienten, die älter als 50 Jahre sind, ein Schädel-Hirn-Trauma, Schwangerschaft, Blutdruckentgleisung und Sehstörungen.

- **Epileptische Anfälle**

Der Patient in unserem Fall hat einige dieser Warnsymptome:

Er hat nicht nur seine Sprache verloren, sondern auch **epileptische Anfälle**.

Absencen, die bei unserem Patienten auch vorkommen, werden genauso wie der Grand-mal (der »klassische Krampfanfall« mit Bewusstseinsverlust) zu den generalisierten Anfällen gezählt. Bei **fokalen Anfällen** sind nur einzelne Muskelgruppen betroffen oder es kommt zu Sensibilitätsstörungen bzw. zu Veränderungen von Sinneswahrnehmungen.

Ein **Elektroencephalogramms (EEG)** reicht nicht alleine, um eine Epilepsie nachzuweisen. In dem EEG des Patienten gibt es **Spike-wave-Komplexe**, die auf epileptische Anfälle hinweisen.

Was auch immer es ist - wenn es länger als 5 Minuten dauert oder der Patient zwischen den einzelnen Anfällen nicht mehr das Bewusstsein wiedererlangt, dann handelt es sich um einen **Status epilepticus**. Als Therapie würde man zunächst Benzodiazepine geben, wie zum Beispiel Lorazepam oder Midazolam. Als nächste Stufe kommen Phenytoin, **Valproat**, Levetiracetam oder Phenobarbital zum Einsatz. Wenn dann der Status noch immer nicht durchbrochen werden kann, sollte der Patient nach spätestens einer Stunde eine Narkose erhalten.

Die Phase, die sich an einen Anfall anschließt, und bei der der Patient oft noch nicht ganz wach ist, bezeichnet man als **postiktische** oder postiktale **Phase**. Dabei kann es auch zu einer Lähmung einzelner Körperabschnitte kommen, die von Minuten bis Stunden und sogar bis zu Tagen anhalten können. Das heißt dann Todd-Parese und wird auch mal mit einem Schlaganfall verwechselt.

■ Sinusvenenthrombose

Eine wichtige Differentialdiagnose bei Kopfschmerzen und Krampfanfällen ist die **Sinusvenenthrombose**. Diese verläuft leider bei 1/3 der Patienten ohne Symptome. Neben Kopfschmerzen und epileptischen Anfällen kann es zu psychiatrischen Auffälligkeiten, Fieber und neurologischen Ausfällen kommen. Ursachen für den Verschluss eines venösen Hirngefäßes können Infektionen sein, wie zum Beispiel ein Abszess, eine Sepsis oder Virus-Erkrankungen. Daneben gibt es noch viele andere mögliche Ursachen wie Tumor- und hämatologische Erkrankungen, Gerinnungsstörungen, Kollagenosen und Vaskulitiden (zum Beispiel Lupus). Manchmal reicht allein die Einnahme der Pille oder eine bestehende Schwangerschaft aus und nicht selten lässt sich auch gar keine Ursache finden. Ist die Erkrankung in der CT-Angiographie oder am besten durch ein MRT nachgewiesen, werden die Patienten hochdosiert mit Heparin behandelt.

- **Meningitis**

Da unser Patient an Kopfschmerzen und epileptischen Anfällen leidet, muss man auch an eine **Meningitis** denken. Symptome dafür sind vor allem Fieber und Meningismus.

Klinische Zeichen für Meningismus sind das Kernig-, das Brudzinski- und das Lasègue-Zeichen. Beim Kernig-Zeichen ist das Strecken des Kniegelenks schmerzhaft, wenn das Hüftgelenk um 90 Grad gebeugt ist. Wenn der Patient reflektorisch seine Beine an den Körper zieht, wenn man den Kopf nach vorne beugt, handelt es sich um das Brudzinski-Zeichen. Und wenn man das gestreckte Bein des Patienten anhebt und das zu einem Rückenschmerz führt, der bis in die Wade ausstrahlt, dann ist das ein positives Lasègue-Zeichen.

Bei Krampfanfällen, neurologischen Ausfällen oder einer Bewusstseinstrübung sollte vor einer Liquorpunktion ein Schädel-CT zum Ausschluss eines erhöhten Hirndrucks gemacht werden. Nach der Abnahme von Blutkulturen und der Nervenwasserentnahme sind eine umgehende antibiotische Therapie und die Gabe von Dexamethason erforderlich. Das Antibiotikum der Wahl ist ein Cephalosporin der dritten Generation, zum Beispiel Ceftriaxon, in Kombination mit Ampicillin. Wenn der Verdacht auf eine Herpes-Infektion (**Herpesmeningitis**- oder **enzephalitis**) besteht, dann erhält der Patient zusätzlich **Aciclovir**. Bei einer bakteriellen Meningitis benötigen alle Kontaktpersonen eine Antibiotika-Prophylaxe.

- **Merkspruch: »VITAMINE«**

Mittlerweile ist unser Patient auf die Intensivstation verlegt. Dort machen sich die Ärzte Gedanken, was die Ursache für seine Kopfschmerzen und die epileptischen Anfälle sein könnte.

Wenn man noch nicht gar nicht so recht weiß, an welcher Erkrankung der Patient leidet, den man gerade behandelt, dann ist **VITAMINE** ein guter Merkspruch. Damit kann man verschiedene Differentialdiagnosen durchdenken. So machen es auch die Mediziner in unserem Fall. Das V steht für »vaskulär«, also alles, was in irgendeiner Form die Gefäße betrifft. Das I steht für »Infektion«, das T für »Trauma, Tumor und Toxine«, das A für »autoimmun«, das M für »metabolisch«, das zweite I für »idiopathisch« oder »iatrogen«, das N für »neurologisch« oder »nutritiv« und das E schließlich für »endokrin«. Natürlich kann man die Bezeichnungen für die einzelnen Buchstaben bei verschiedenen Krankheitsbildern ein wenig variieren.

▪ Esmarch-Handgriff

Kaum auf der Intensivstation angekommen, entwickelt unser Patient Wahnvorstellungen. Er reißt sich von den Kabeln los und flieht in den Garten. Dort finden ihn Pfleger Frank und die beiden behandelnden Ärztinnen. Er ist gestürzt und sie müssen ihn notfallmäßig an Ort und Stelle behandeln. Er scheint einen erneuten epileptischen Anfall zu haben. Um die Atemwege freizuhalten, versuchen sie den **Esmarch-Handgriff** anzuwenden. Dabei wird der Kiefer mit den Fingern angehoben und mit den Daumen nach vorne geschoben. So wird verhindert, dass sie Zunge in den Rachen rutscht.

▪ Stiff-Neck

Bei dem Sturz könnte es zu einer Verletzung der Halswirbelsäule gekommen sein. Um diese zu schützen, bekommt er einen **Stiff-Neck** angelegt. Das ist eine Art Halskrause aus Kunststoff, die die Halswirbelsäule stabilisiert. Diese bekommt von den Rettungssanitätern fast jeder Patient bei einem Unfall.

▪ Delir

Die psychotischen Zustände, die der Patient erlebt, können bei bestimmten Formen einer Enzephalitis auftreten. In manchen Fällen kann dies wie eine Schizophrenie aussehen.

Allgemein gehen die behandelnden Ärzte aber zunächst von einem **Delir** aus. Das ist, ganz allgemein formuliert, eine akute organisch bedingte Psychose, die viele Ursachen haben kann.

Eine davon ist die Schädigung des zentralen Nervensystems wie in diesem Fall durch die Enzephalitis.

Ein Delir muss behandelt werden, vor allem natürlich durch die Bekämpfung der Ursache. Außerdem werden Neuroleptika, wie Haloperidol, empfohlen. Weitere Therapieoptionen sind Benzodiazepine, Propofol und alpha2-Rezeptoragonisten wie Clonidin oder das neuere Dexmedetomidin.

■ **Enzephalitisformen**

Bei Kopfschmerzen und epiletischen Anfällen ist die **Enzephalitis** eine weitere wichtige Differentialdiagnose. Die kann durch Viren, Bakterien, Pilze, Protozoen oder Autoimmunerkrankungen ausgelöst werden. Immungeschwächte Patienten sind dafür besonders gefährdet. Die Symptome einer Enzephalitis können sich anfangs durch ein allgemeines Krankheitsgefühl äußern. Es treten Fieber und Kopfschmerzen auf, und es kann zu neurologischen Ausfällen kommen. Die Therapie richtet sich nach der Ursache der Erkrankung.

Bei den Viren spielt vor allem die **Herpesenzephalitis** eine wichtige Rolle. Dagegen ist das Virostatikum **Aciclovir** das Medikament der Wahl. Aber auch andere Viren, wie zum Beispiel FSME-, Cytomegalie-, oder HI-Viren können die Erkrankung verursachen. Darunter auch das **Masernvirus**. Wichtig für alle Impfkritiker: Jeder tausendste Patient mit einer Maserninfektion erleidet eine Enzephalitis. Das Risiko daran zu versterben, liegt bei zwanzig Prozent. Neben der akuten postinfektiösen Masernenzephalitis gibt es noch die Masern-Einschlusskörper-Enzephalitis und die **subakute sklerosierende Panenzephalitis**. Die ist zwar selten, endet aber immer tödlich. Beim **Mumps**-Virus kommt es eher selten zu einer Enzephalitis, häufiger ist eine Meningitis.

In unserem Fall vermuten die Ärzte auch eine **bakterielle Infektion** als Ursache für die Enzephalitis. Auslöser können Borrelien, *Treponema pallidum* oder Listerien sein.

Eine **Listeriose** betrifft vor allem abwehrgeschwächte Patienten, Neugeborene, ältere Menschen und Schwangere bzw. das Kind im Mutterleib. Die Listerien werden häufig durch Rohmilchkäse, Rohwürste oder geräucherten Fisch übertragen. Deshalb sollten Frauen während der Schwangerschaft solche Lebensmittel vermeiden. Die Listerien können nicht nur eine Enzephalitis, sondern auch eine Meningitis oder Sepsis auslösen. Therapiert wird vor allem mit einem **Breitbandpenicillin**. Deshalb wird bei einer Meningitis auch immer Ampicillin mit verabreicht, um auch eine mögliche Infektion mit Listerien zu behandeln.

Einzellige Parasiten, Protozoen, können auch eine Enzephalitis auslösen.

Der wichtigste Vertreter ist hier *Toxoplasma gondii*. Der kann die Erkrankung **Toxoplasmose** auslösen. Die Erreger werden vor allem über nicht ausreichend gekochtes Fleisch oder über die Ausscheidungen von Katzen übertragen. Wie bei der Listerose sind davon vor allem Schwangere durch die Gefährdung für den Fötus betroffen (konnatale Toxoplasmose) sowie auch Patienten mit einem geschwächten Immunsystem. Die Therapie für die Toxoplasmose ist eine Kombination aus Antibiotika (z. B. **Pyrimethamin** und **Sulfadiazin**) und Folinsäure.

Doch alle Testungen auf Antikörper der genannten Erkrankungen bleiben negativ, der Patient spricht auf keine der Therapieversuche an. Schließlich, als schon fast keine Hoffnung mehr besteht, geraten die Mediziner doch noch auf die richtige Fährte.

Eine **limbische Enzephalitis** könnte die Leiden unseres Patienten erklären.

Durch eine Tumor- oder eine Autoimmunerkrankung bilden sich im Gehirn Antikörper gegen spezifische Rezeptoren. Dadurch kommt es zu Veränderungen im Verhalten mit psychiatrischen Auffälligkeiten. Es treten Ausfälle im Nervensystem auf, und die Patienten erleiden epileptische Anfälle. Die Entzündung ist nicht immer auf limbische Areale im Gehirn begrenzt. Deshalb spricht man auch von einer paraneoplastischen und einer autoimmunen (oder nicht-paraneoplastischen) Enzephalitis. Tumoren, die zu dieser Erkrankung führen, sind Bronchial-, Mamma- und Ovarialkarzinome oder testikuläre Keimzelltumoren.

Bei der limbischen Enzephalitis ist, obwohl erst seit einigen Jahren bekannt, die NMDA-**Rezeptor-Antikörper-Enzephalitis** relativ gut erforscht. Die Antikörper im Gehirn richten sich gegen sogenannte **NMDA-Rezeptoren**. Nach einer anfänglichen Phase mit Abgeschlagenheit und leicht erhöhten Temperaturen entwickeln Betroffene Symptome, die denen einer Schizophrenie ähneln. Im weiteren Verlauf kommen dann oft neurologische Symptome, wie zum Beispiel epileptische Anfälle hinzu.

Für die Diagnostik spielen vor allem die Nervenwasser-Untersuchung und der Nachweis der spezifischen Antikörper eine Rolle. Auch wenn das MRT für die Erkrankung eine wichtige Untersuchung darstellt, lässt sich darin nicht immer die Entzündung feststellen. Daneben ist vor allem eine Tumorsuche mit allen notwendigen Untersuchungen erforderlich.

Auch wenn sich in unserem Fall noch keine spezifischen Antikörper nachweisen lassen, ist ein Therapieversuch mit Immunsuppressiva gerechtfertigt. Für die NMDA-Enzephalitis wird eine hochdosierte Therapie mit Prednisolon empfohlen. Dies ist auch bei anderen Antikörper-vermittelten Enzephalitis-Erkrankungen möglich. Neben Prednisolon kommen auch Immunglobuline und eine Plasmapharese in Betracht.

Bei unserem Patienten scheint diese Therapie anzuschlagen und es geht ihm in den nächsten Tagen wieder besser. Vielleicht wird er sogar zu denen gehören, die nach durchgemachter Erkrankung wieder ein normales Leben führen können. In den nächsten Jahren dürften noch weitere Auto-Antikörper entdeckt werden. Das könnte dazu führen, dass es für manche, zunächst als rein psychiatrisch eingestufte Erkrankungen neue Therapieansätze geben wird.

- **Reanimation**

Zu Beginn unseres Falles haben es die Ärztin und der Pfleger in der Notaufnahme aber nicht nur mit einem Enzephalitis-Erkrankten zu tun. Am gleichen Tag müssen sie noch einen weiteren Patienten auf die Intensivstation verlegen. Als der Pfleger ihn in der Notaufnahme sieht, holt er gleich die Ärztin dazu. »Ich glaube, wir haben gleich eine **Reanimation**.« Die Ärztin ruft sich noch einmal ins Gedächtnis, was bei einer Reanimation zu tun wäre, und was die möglichen reversiblen Ursachen für einen Herz-Kreislauf-Stillstand sein können.

Gibt es keine Atmung oder Lebenszeichen, fängt man sofort mit der Herzdruckmassage an – 30 Thoraxkompressionen gefolgt von 2 Atemhüben. Besteht in der Rhythmusanalyse **Kammerflimmern** oder eine **pulslose ventrikuläre Tachykardie**, wird der Patient **defibrilliert**. Dann wird die Herzdruckmassage sofort fortgeführt und alle zwei Minuten eine weitere Rhythmusanalyse gemacht. Währenddessen wird ein Zugang gelegt. Darüber bekommt der Patient alle drei bis fünf Minuten 1 mg Adrenalin gespritzt. Nach dem 3. Defibrillationsversuch erhält der Patient bei fortbestehendem Kammerflimmern oder ventrikulärer Tachykardie das Antiarrhythmikum **Amiodaron**. Die Intubation zur Beatmung erfolgt nur dann, wenn dadurch die Herz-Druck-Massage nicht zu lange unterbrochen werden muss.

Während dem Ablauf des Zyklus geht es an die Behandlung der behebbaren Ursachen eines Kreislaufstillstandes wie Mangel an Sauerstoff oder Volumen, zum Beispiel bei einem Blutverlust, Unterkühlung, Herzbeutelerguss, Vergiftung, Herzinfarkt oder Lungenembolie und Spannungspneumothorax. Medizinisch besser merken kann man sich das mit »HITS«: Hypoxie, Hypovolämie, Hypothermie, Hyper- oder Hypokaliämie. Außerdem Herzbeuteltamponade, Intoxikation, Thromboembolie und Spannungspneumothorax.

- **Schockformen**

Der Patient hat Brustschmerzen, sieht blass aus, kalter Schweiß steht auf seiner Stirn. Er befindet sich im **Schock**. Das bedeutet im Allgemeinen eine verminderte Blutzirkulation in den Kapillargefäßen. Das Gewebe wird nicht mehr ausreichend mit Sauerstoff versorgt. Dadurch kommt es zu Stoffwechselstörungen. Dafür kann es verschiedene Ursachen geben, wie zum Beispiel einen Volumenmangel (hypovolämischer Schock), eine allergische Reaktion (anaphylaktischer Schock), eine Sepsis (septischer Schock) oder ein Pumpversagen des Herzens (kardiogener

Schock). Bei Verletzungen des Hirnstamms oder des Rückenmarks kann es zu einem neurogenen Schock kommen. Je nach Ursache hat der Patient ein starkes Durstgefühl, Ausschlag, Schwindel, Fieber oder neurologische Ausfälle. Generell zeigen sich Zeichen der »Zentralisation«, also zumeist kalte, feuchte, blassgraue Extremitäten und eine verlängerte Rekapillarisierungszeit. Unter Umständen hyperventiliert der Kranke, hat Atemnot oder eine Zyanose. Der Blutdruck ist erniedrigt, die Herzfrequenz erhöht. Das Bewusstsein ist verändert. Der Patient ist unruhig, ängstlich, apathisch, verwirrt oder schläfrig, bis hin zum Koma.

In unserem Fall klagt der Kranke über Brustschmerzen. Er hat einen **kardiogenen Schock**. Die Diagnose eines kardiogenen Schocks wird über die beschriebenen klinischen Zeichen eines Schocks gestellt. Es bestehen Zeichen einer mangelnden Durchblutung der Organe (Hypoperfusion). Der systolische Blutdruck liegt für mehr als 30 Minuten unter 90 mmHg, der Herzindex ist vermindert. Eine andere Ursache für einen Schock muss ausgeschlossen sein. Der Patient ist »überwässert«. Das heißt, er hat Ödeme, die Lunge ist voller Wasser, er hat Atemnot.

▪ Akuter Myokardinfarkt

Der Grund für den kardiogenen Schock ist in diesem Fall ein akuter Myokardinfarkt. Die Ärztin in der Notaufnahme stellt im EKG **ST-Hebungen** fest. Die weisen auf einen akuten Herzinfarkt hin, wenn sie in 2 benachbarten EKG-Ableitungen bestehen und größer als 0,1 mV sind. In den Brustwandableitungen V2 bis V3 gilt größer als 0,2 mV (bei Männern unter 40 Jahren > 0,25 mV und bei Frauen > 0,15 mV).

Es handelt sich also um einen STEMI, einen ST-Hebungs-Infarkt. Wenn im EKG keine Hebungen auftreten, aber im Blut ein positiver Troponin-Wert besteht, liegt ein NSTEMI, ein Nicht-ST-Hebungsinfarkt, vor. NSTEMI, STEMI und die instabile Angina pectoris gehören zum akuten Koronarsyndrom. Ein Patient mit einem ST-Hebungsinfarkt gehört so schnell wie möglich in den Herzkatheter. Da in unserem Fall dort gerade ein weiterer Notfall versorgt wird, muss die Ärztin den Patienten erst einmal auf die Intensivstation verlegen.

- **Herzrhythmusstörungen**

Im Aufzug auf dem Weg zur Intensivstation kommt es bei dem Patienten zu Kammerflimmern. Unglücklicherweise haben Ärztin und Pfleger den **Defibrillator** vergessen. Damit sollten sie jetzt dem Patienten einen Stromstoß verabreichen: bei biphasischem Defibrillator 120 bis 200 J, nach Herstellerempfehlung, oder 360 J bei einem monophasischen Gerät.

In unserem Fall rettet man sich mit einem festen Schlag mit der Faust auf die Brust des Patienten. Für den sogenannten präkordialen Faustschlag gibt es keine Empfehlung in den Leitlinien. Er kann aber im Ausnahmefall bei einem beobachteten Kreislaufstillstand durch Kammerflimmern versucht werden.

Das **Kammerflimmern** ist bei unserem Patienten durch einen Myokardinfarkt bedingt.

Weitere kardiale Ursachen für Kammerflimmern oder allgemein für **ventrikuläre Tachykardien** sind Herzerkrankungen wie Kardiomyopathie, Myokarditis oder eine schwere Herzinsuffizienz. Außerdem Elektrolytstörungen, Überdosierung von Medikamenten, ein Trauma oder erbliche Herz-Rhythmusstörungen wie zum Beispiel das Long-QT- oder das Brugada-Syndrom.

Kammerflimmern ist eine ventrikuläre Tachykardie mit einer Frequenz von mehr als 320 Schlägen pro Minute. Bei einer Frequenz von 150 bis 320 Schlägen pro Minute handelt es sich um Kammerflattern. Man kann ventrikuläre Tachykardien einteilen in solche, die länger oder kürzer als 30 Sekunden anhalten (anhaltende und nicht-anhaltende Tachykardien).

Bei **Tachykardien** bzw. tachykarden Herzrhythmusstörungen geht es zunächst darum, ob der Patient stabil ist. Instabile Patienten werden elektrisch kardiovertiert. Stabile Kammertachykardien können medikamentös mit dem Antiarrhythmikum **Amiodaron** behandelt werden.

Immer wieder treten bei unserem Patienten **ventrikuläre Extrasystolen** auf.

Diese können auch bei Gesunden vorkommen. In unserem Fall weisen sie auf die koronare Herzerkrankung hin, die letztendlich zum Herzinfarkt geführt hat. Sie treten auch auf bei Kardiomyopathien, Myokarditis, Elektrolytstörungen, bestimmten Medikamenten oder bei einer Schilddrüsenüberfunktion. Wenn im EKG die Kammerkomplexe der Extraschläge gleichartig deformiert sind, werden sie als monomorph bezeichnet. Unterschiedlich verformte Kammerkomplexe heißen polymorph und gelten als pathologisch.

Bei den Tachykardien, die bei dem Patienten auftreten, ist der Arzt nicht sicher, ob es sich um Kammertachykardien handelt. Sein Kollege empfiehlt ihm dazu die **Brugada-Kriterien** heranzuziehen. Das sind Kriterien, die auf eine Kammertachykardie hinweisen.

Eines davon ist die AV-Dissoziation. Das bedeutet, dass die Kammerkomplexe keinen Zusammenhang zur Vorhofaktion haben. Wenn einzelne Vorhofaktionen übergeleitet werden und zu einem normalen QRS-Komplex führen, dann werden diese als **capture-beats** bezeichnet. Mischbilder aus einem QRS-Komplex und einem Schenkelblock sind Fusionsschläge, sogenannte **fusion-beats**. Die Kammerkomplexe bei ventrikulären Tachykardien sind breit und regelmäßig (mehr als 140 msec), haben in den Brustwandableitungen nur positive oder negative Ausschläge (konkordante Komplexe) und weisen keinen speziellen Lagetyp auf (»no man's land«).

Im vorliegenden Fall hat der Patient allerdings nur ein **Vorhofflimmern**. Die Kammerkomplexe sind wegen eines Schenkelblocks verbreitert.

▪ Schenkelblock

Bei einem **Schenkelblock** ist die Reizleitung am Herzen unterhalb des His-Bündels unterbrochen. Bei einem Rechtsschenkelblock liegt die Blockierung im rechten Tawara-Schenkel, bei einem Linksschenkelblock sinngemäß im linken. Die Ursachen können einen koronare Herzkrankheit, Linksherzhypertrophie, eine Myokarditis oder eine Kardiomyopathie sein. Bei einem Rechtsschenkelblock kann eine Rechtsherzbelastung vorliegen, zum Beispiel bei einer Lungenembolie.

▪ PICCO

Da der Patient weiterhin schwer zu stabilisieren ist, legt man ihm auf der Intensivstation einen arteriellen Zugang mit einem PICCO-System. **PICCO** steht für Pulse Contour Cardiac Output. Dabei wird dem Patienten eine bestimmte Menge einer kalten Infusionslösung in einen zentralen Venenzugang gespritzt. Die Flüssigkeit passiert mit dem Blut über die Vene das Herz und strömt schließlich in die Arterien. Dort wird über einen arteriellen Zugang die Temperaturdifferenz gemessen. Zusätzlich wird das Schlagvolumen des Herzens bestimmt. So können Parameter zur Herzleistung ermittelt werden. Wichtige Messwerte sind der Herzindex und das global enddiastolische Volumen, die eine Aussage über das Schlagvolumen und die Vorlast des Herzens liefern. Außerdem das **extravaskuläre Lungenwasser** und der systemische Gefäßwiderstand.

So kann man beurteilen, wie viel Flüssigkeit der Patient benötigt, und welche Medikamente er zur Kreislaufunterstützung braucht.

- **Lungenödem**

Die Ärzte vermuten, dass der Patient auch ein **Lungenödem** hat. Mit der PICCO-Messung oder einem Ultraschall des Herzens kann man beurteilen, ob es sich um ein kardiogenes Lungenödem handelt. Durch den Herzinfarkt ist es bei unserem Patienten zu einer Linksherzinsuffizienz gekommen und dadurch zum Lungenödem. Eine schon bestehende Schwäche des Herzens, ein Herzklappenfehler oder Herzrhythmusstörungen können auch zur Dekompensation und damit zu einem Lungenödem führen.

Ein nichtkardiales Lungenödem kann durch eine Schädigung der Lunge entstehen, zum Beispiel bei einem akuten Lungenversagen (ARDS) oder dem Einatmen von Giftstoffen. Außerdem können Vergiftungen mit Heroin oder schwere allergische Reaktionen ein Lungenödem auslösen.

- **Ultraschalluntersuchung des Herzens**

Neben der PICCO-Messung müssen die Ärzte auch einen Ultraschall des Herzens durchführen. Zunächst reicht eine orientierende Untersuchung aus. Die wird als **FATE** (focussed assessed tranthoracic echocardiography) oder auch als FEEL (focussed echocardiography in advanced life support) bezeichnet. Ganz allgemein geht es darum, die Pumpleistung des Herzens zu beurteilen oder eine mögliche Rechtsherzbelastung zum Beispiel durch eine Lungenembolie festzustellen. Man sucht nach größeren Herzklappenfehlern, einem Einriss der Aorta oder einem Herzbeutelerguss.

Bis auf den schweren Herzinfarkt können die Mediziner zum Glück keinen weiteren großen Schaden am Herzen feststellen und so scheint sich auch dieser Patient, nicht zuletzt durch einen hohen Aufwand an Personal und Technik, zu erholen.

■ **Antibiotika**

Immer wieder müssen sich Mediziner auf der Intensivstation überlegen, welches die richtige antibiotische Therapie für ihre Patienten ist. Bei den vielen verschiedenen Wirkstoffen und den immer neuen Resistenzen mit MRSA und Co. ist die Frage nach der **Antibiose** oft nicht einfach zu beantworten.

Ein kleiner Überblick: Das älteste und wohl auch bekannteste Antibiotikum ist **Penicillin**. Es wurde 1928 von Alexander Fleming entdeckt. Penicilline wirken hemmend auf das Wachstum von Bakterien. Sie behindern den Aufbau der Zellwand der Bakterien. In der Gruppe der Penicilline gibt es zum Beispiel die Benzylpenicilline wie Penicillin G und Aminopencilline wie **Ampicillin** oder Amoxicillin. Penicilline gehören genauso wie Cephalosporine und Carbapeneme zur Klasse der β-Laktam-Antibiotika. Manche Bakterien verfügen über ein Enzym, mit dem sie den β-Laktam-Ring dieser Antibiotika aufspalten können. Deshalb erweitert sich das Wirkspektrum der Medikamente mit sogenannten β-Laktamasehemmern wie Clavulansäure oder Sulbactam.

In unserem Fall kommt bei einem Patienten das Carbapenem **Meropenem** zum Einsatz. Es hat ein breites Wirkspektrum und wird auf der Intensivstation bei schweren Infektionen angewendet. Die Ärzte kombinieren es mit **Ceftazidim**. Das ist ein **Cephalosporin** der Gruppe 3b und wirkt auch gegen Pseudomonas-Keime. Unter den Cephalosporinen gibt es insgesamt 5 verschiedene Gruppen, die sich in ihrem Wirkspektrum unterscheiden.

Weitere Antibiotikaklassen sind unter anderem Tetrazykline (z. B. Doxycyclin), Makrolide (z. B. Erythromycin) und Chinolone oder Gyrasehemmer (z. B. Ciprofloxacin).

Fast sehnt man sich als Mediziner zurück in die übersichtliche Zeit, als es nur eine Wirkstoffklasse gab: das Penicillin.

Mit der Gram-Färbung kann man die Wirkung von Antibiotika auf Bakterien unterscheiden. Durch ein spezielles Verfahren nehmen die Bakterien anhand des Aufbaus ihrer Zellwand eine unterschiedliche Färbung an. So können Aussagen über die Wirksamkeit bestimmter Antibiotika getroffen werden. Die Gram-positiven Bakterien färben sich blau. Zu ihnen gehören vor allem Streptokokken und Staphylokokken. Die sprechen in der Regel gut auf eine antibiotische Therapie mit Penicillinen an. Die Gram-negativen Bakterien nehmen eine rote Färbung an. Zu ihnen gehören *Escherichia coli*, *Hämophilus influenza*, Legionellen, Mykoplasmen und Chlamydien. Diese können nicht mit Penicillin behandelt werden.

Und jetzt?

Unsere Mediziner bekommen es in ihrem ersten Fall mit einem sehr komplexen und noch nicht voll erforschten Krankheitsbild zu tun. Und dazu müssen sie auch noch einem schwer herzkranken Menschen helfen. Außerdem gibt es in der Notaufnahme und der Intensivstation noch einiges zu tun. Bis jetzt haben sie sich ziemlich gut geschlagen. Im nächsten Fall sind sie fast auf sich allein gestellt. Werden sie es auch diesmal schaffen?

Bauchgefühle

Marian C. Poetzsch

M.C. Poetzsch, *Spannende Fälle aus der Akutmedizin,*
DOI 10.1007/978-3-662-46607-0_3, © Springer-Verlag Berlin Heidelberg 2015

3.1   Der Fall

- **Notarzteinsatz, Montag, 8:35 h**

» Nur eine Hypoglykämie?

Markus Bergmann hätte diesen Dienst niemals übernehmen sollen. Er hatte Kopf-schmerzen und ihm war schlecht. Er war für seine Kollegin Maren Schneider als Notarzt eingesprungen. Er hatte einen schwachen Moment gehabt und ihr zugesagt.

Er saß hinten im Notarztwagen und wurde bei jeder Kurve hin- und herge-worfen. Er hatte gerade an seinem Kaffee genippt, da war der Alarm losgegangen. Als sie zum Wagen liefen, hatte es sich angefühlt, als würde sein Kopf zerspringen. Vielleicht hätte er gestern doch ein Glas Rotwein weniger trinken sollen oder zu-mindest das nächste Mal eine bessere Flasche öffnen? Aber seine Freundin hatte gestern ihren »Mädelsabend« gehabt und für ihn alleine war der einfache Wein noch immer gut genug. Schließlich hatte er den als Student doch auch vertragen. Obwohl – das war schon ein paar Jahre her. Dann war es wohl eher so eine Art von Nostalgie, die ihm jetzt Kopfschmerzen bescherte. Nachts musste er mehrmals aufstehen. Sein 4-jähriger Sohn hatte Bauchschmerzen gehabt. Kirschkernkissen, Bauchsalbe und Singen – nichts hatte geholfen. Das falsch gesungene Schlaflied, das er mit kratziger Stimme angestimmt hatte – wer würde da nicht in Tränen ausbrechen?

Jetzt krallte er sich im Gurt fest und bemühte sich geradeaus zu schauen. Der Fahrer fuhr schnell, mit Genuss. Eine perfekte Kurvenlage fühlte sich jedoch an-ders an. Aber im NAW, dem Notarztwagen, rückten der Notarzt und die Sanitäter zusammen aus. Er persönlich schätzte das »Rendezvous-System«. Da saß er vorne in einem schnittigen BMW, während sich gleichzeitig die Sanitäter mit dem nächstgelegenen Rettungswagen, dem RTW, auf den Weg machten. Jetzt fixierte er aus dem hinteren Teil des Wagens das schmale Fenster zur Fahrerkabine und versuchte seine Übelkeit zu unterdrücken. Er warf noch mal einen kurzen Blick auf das Fax der Leitstelle. Das Einsatzstichwort lautete »Unklare Bewusstlosigkeit«. Das konnte alles und nichts bedeuten. Markus versuchte, sich Differentialdiagno-sen der ▶ *Bewusstlosigkeit* ins Gedächtnis zu rufen, aber bei der kurvigen Fahrt konnte er sich kaum konzentrieren.

Endlich waren sie angekommen. Sie sprangen aus dem Wagen. Markus schnappte sich die Mappe mit den Einsatzprotokollen und den Defibrillator. Sie mussten in dem engen Treppenhaus einige Stockwerke die Treppen hochlaufen. Er kam gehörig außer Atem, die Beine wurden ihm schwer. Wer war hier eigentlich der Patient? An der Wohnungstür kam ihnen der Nachbar entgegen. »Ich habe ihn heute bewusstlos in der Wohnung gefunden«, sagte er sichtlich aufgeregt. »Die letzten Tage hatte er sich nicht so gut gefühlt. Er hat mir einen Wohnungsschlüssel gegeben.« Markus schob sich am Nachbarn vorbei in die Wohnung. Im Gang auf dem Boden lag ein übergewichtiger Mann. 2 Sanitäter waren vor ihnen eingetroffen und hatten ihn schon an den Monitor angeschlossen. Markus sah, dass der Patient zwar bewusstlos war, aber gleichmäßig atmete.

»Sättigung und Blutdruck sind nicht messbar«, wandte sich einer der Sanitäter an ihn. »Der Zucker ist 40. Zugang war nicht möglich.« Markus war erst einmal erleichtert. Eine ▶ *Hypoglykämie*, das hätte sich schnell erledigt. »Zieht mir 2 Ampullen Glucose 40 % auf.«

Er sah sich kurz in der Wohnung um. Die Tür am Ende des Ganges zum Wohnzimmer stand offen. Darin war ein niedriger Holztisch, auf dem sich Zeitschriften und überquellende Aschenbecher stapelten. Außerdem sah er ein paar leere Medikamentenschachteln. Er zog sich Handschuhe an und ging ins Wohnzimmer, um sich die Schachteln mit den Tabletten näher anzusehen. Die Sanitäter würden schon zurechtkommen. Er fand ein paar Blutdruckmedikamente, jedoch keine Insulinspritzen oder Antidiabetika. Gab es eine andere Ursache für die Hypoglykämie?

»Chef«, sagte einer der Sanitäter, »wir bekommen nichts rein. Magst du mal schauen. Und sollen wir schon mal was für die Intubation vorbereiten?« Das ging ja gut los. Markus ging zurück in den Gang und kniete sich neben den Patienten. Es war eng, in der Wohnung war es heiß und sein Kopf schmerzte weiterhin. »Nein, wir legen erst mal den Zugang und spritzen Glucose.« Sein erster Versuch schlug ebenso fehl, eine Vene platzte. Der Arm war schon ziemlich zerstochen. An den anderen Arm kam er in dem engen Gang nicht heran. Er stöhnte. »Habt ihr eine Schere? Schneidet ihm die Hosenbeine auf, ich suche mal am Fuß.« Er warf einen Blick auf den Monitor. Das Herz schlug mit 170 Schlägen pro Minute. Er bekam so langsam das Gefühl, dass er hier noch etwas länger beschäftigt sein würde. Nur eine Hypoglykämie? Er hätte diesen Dienst niemals annehmen sollen.

■ Notaufnahme, Montag, 8:45 h

》 So schlecht sah es doch gar nicht aus…

Maren starrte auf den Monitor. Der Blutdruck war eindeutig zu hoch. Und ihrer war bestimmt zu niedrig. Immerhin hatte sie es heute geschafft, in der Früh ihren Kaffee zu trinken. Hatte man ihr einen ohne Koffein angedreht? Sie war einfach hundemüde. Ihr Mann war wieder einmal auf einer Geschäftsreise und sie war nachts gefühlte 100 Mal aufgestanden. Maren hatte eine Stinkwut, aber sie wusste nicht, auf wen. Auf ihren Mann? Die Notaufnahme? Pfleger Frank, der mit einer Spritze neben ihr stand? Sie herrschte ihn an:»Was wedelst du da mit der Spritze vor mir herum? Darf ich mir den Patienten wenigstens einmal anschauen?«»Oh, die Dame hat schlecht geschlafen«, entgegnete er. »Und jetzt hat unser ▶ *Chest pain*-Patient auch noch eine ▶ *hypertensive Entgleisung*. Das Leben ist ungerecht. Soll ich das Medikament verwerfen?«»Du kannst dir die Spritze übers Bett hängen. Jetzt gibst du erst einmal 2 Hübe Nitro.«»Ach, du meinst dieses rote Spray, das man unter die Zunge sprüht und das den Blutdruck senkt? Das hat die Patientin aber schon vom Notarzt bekommen.«»Na und? Dann gibst du es noch einmal.«»Zu Befehl.« Pfleger Frank wandte sich dem Medikamentenschrank zu. Maren hatte eine kurze Pause. Obwohl sie mit Frank gut zurechtkam, ging ihr sein Ton manchmal auf die Nerven. Sie dachte an die Zeit, als sie in einer Praxis Vertretung gemacht hatte und ihr die Auszubildende fast ehrfürchtig einen Kaffee auf den Schreibtisch gestellt hatte. (»Könnten Sie hier unterschreiben, Frau Doktor? Vielen Dank, Frau Doktor.«) Hier konnte sie froh sein, wenn nicht jede ihrer Anforderung mit einem »Muss das sein?« quittiert wurde. Dafür sah Pfleger Frank aber deutlich besser aus, als der Landarzt mit dem Bauchansatz, mit dem sie es in der Praxis zu tun gehabt hatte. Sie seufzte. Man konnte eben nicht alles haben. Sie starrte wieder auf den Monitor: Blutdruck 220/100 mmHg. Herzfrequenz 90, Sauerstoffsättigung 85 %. Bestimmt hatte der Patient kalte Finger und die Pulsoymetrie lieferte falsch niedrige Werte. So schlecht sah das hier doch gar nicht aus. Als der Notarzt den blassen tachypnoischen Patienten hereingefahren hatte, wollte sie ihn zuerst auf die Intensivstation durchwinken. Aber dann hatte sie sich entschlossen, dass sie das hier in den Griff bekommen würde. Außerdem gab es ohnehin keine Intensivbetten – wann gab es überhaupt mal welche? Der Notarzt war wohl einfach zu faul gewesen, ein anderes Krankenhaus anzufahren und hatte über die Leitstelle »Chest pain mit hypertensiver Entgleisung« angemeldet, »kreislaufstabil«. Immerhin hatte der Kollege auch schon eine Therapie eingeleitet: Furosemid, Nitro, Inhalation, Sauerstoff, Morphin und Kortison. Nach dem

Motto: »Viel hilft viel.« oder »Irgendetwas davon wird schon wirken.« Maren zog Frank die Spritze mit dem Urapidil aus der Hemdtasche und spritzte dem Patienten zunächst einmal 5 mg. Er schien südländischer Herkunft. Der Notarzt hatte ihr noch gesagt, er spreche kein Deutsch, aber die Angehörigen seien auf dem Weg ins Krankenhaus. Sie holte ihr Stethoskop hervor und sah den Patienten fragend an. Der deutete auf seinen Brustkorb und verzog das Gesicht. Der Fall war klar. Das dachte Maren zumindest.

■ **Notarzteinsatz, 9:00 h**

Endlich hatte Markus einen Zugang gefunden. Am Fußrücken hatte er bei dem Patienten eine blaue »Kindernadel« anbringen können. »Was soll's?«, dachte er. »Hauptsache, sie läuft.« Dann wanderte sein Blick wieder zum Monitor. Herzfrequenz:175 Schläge pro Minute, breite QRS-Komplexe im EKG auf dem Monitor. Am Handgelenk konnte er einen sehr schwachen Puls tasten. Er war sich nicht sicher, ob er regelmäßig war. Im Kopf sah er den Algorithmus »Tachykardie« vor sich.

Schnell, breit, instabil. »Den Defi«, sagte er zu den Sanitätern. »Wir ▶ *kardiovertieren.*« Enttäuscht legte der eine Sanitäter den Bohrer für den ▶ *intraossären Zugang* zur Seite, während der andere erfreut den ▶ *Defibrillator* einstellte. »Wie viel?« »120 Joule, erst einmal.« Markus brachte die Pads an und wies alle an zurückzutreten. Der Patient zuckte einmal, weiter passierte nichts. Das Herz pumpte, aber viel zu schnell.

Zusätzlich zu den 2 Sanitätern waren noch mehrere Feuerwehrmänner in der engen Wohnung. Markus schwitzte. Er hatte kaum Platz in dem engen Gang. Mittlerweile war die Glukose gespritzt, der Blutzucker lag nun bei 80 mg/dl. Einer der Feuerwehrmänner wandte sich an Markus. »Chef, sollen wir einen Kran organisieren? Liegend bekommen wir den hier niemals durch das Treppenhaus. Der Aufzug ist auch zu klein.« Markus nickte. »Kran ist gut.« Dann betrachtete er wieder den Patienten. Was lag hier vor? Auf der Lunge hörte er leise Rasselgeräusche, sonst keine Auffälligkeiten. Er leuchtete in die Pupillen, tastete den Kopf ab. Alles unauffällig. Am Körper konnte er keine Verletzungen entdecken. »Ich brauche eine Ampulle Noradrenalin, verdünnt. Und dann«, er seufzte, »bereiten wir die Intubation vor.« Er hasste Intubationen. Und noch unangenehmer war es ihm, wenn er sie kniend auf dem Boden eines engen Ganges vornehmen musste. Er überlegte, wann er zuletzt einen Patienten intubiert hatte. Es war in der Notaufnahme gewesen und es war schon einige Zeit her.

■ **Notaufnahme, 9:05 h**

Maren hatte mittlerweile die ganze Ampulle Urapidil gespritzt. Der Blutdruck hatte sich kaum senken lassen. Im EKG sah sie in ein paar Ableitungen T-Negativierungen, aber keine Anzeichen für einen akuten Myokardinfarkt. Trotzdem spritzte sie dem Patienten Heparin und Aspisol. Die Herzenzyme im Blut waren bestimmt auffällig. Zudem hatten sie wiederholt Morphin verabreicht, aber der Patient schien weiterhin Schmerzen zu haben. Trotz Sauerstoffmaske lag die Sauerstoffsättigung nur bei knapp 90 %. Warum konnte Oberarzt Meier nicht in solchen Situationen auftauchen, um nach Intensivpatienten Ausschau zu halten? Fast wünschte sie sich den Geruch seines süßlichen Aftershaves herbei. Nur damit er sagen würde: »Aber Fräulein Schneider, das ist doch mal ein Patient für uns, den nehmen wir gleich mit.« Problem gelöst. Aber alles, was sie bei ihrem Anruf von der Intensivstation zu hören bekam, war: »Wir haben kein Bett.« Dann musste sie sich noch ein paar schlaue Ratschläge anhören: »Senken Sie den Blutdruck, spritzen Sie Morphin.« »Ja, und ihr mich auch«, hatte sie sich gedacht und aufgelegt. Immerhin hatten sie ihr versichert, dass sie ein Bett frei machen würden. Irgendwann. Ob sie denn die Situation nicht in der Notaufnahme in den Griff bekommen könne? hatte ein junger Intensiv-Arzt gefragt. Brustschmerz bei hypertensiver Entgleisung, das müsse doch zu machen sein. Maren hatte auch ihren Stolz. Deshalb hatte sie sich darauf eingelassen. Sie würde sich später noch einmal melden. Was war sie überhaupt auf die Intensivstation angewiesen? »Haben wir hier die Möglichkeit eine Arterie zu legen für eine invasive Blutdruckmessung?« »Nein, haben wir nicht«, antwortete Frank. »Aber ich weiß, an welchem Ort es solche Möglichkeiten geben soll. Dieser Ort heißt Intensivstation.« »Und weißt du auch, was ich weiß? An diesem Ort gibt es keine Betten. Und deshalb werden wir das hier regeln.« Wütend drehte Maren den Sauerstoff auf 12 Liter. Die Sättigung stieg auf über 90 %. Triumphierend blickte Maren Frank an. »Und einen Nitro-Perfusor…« »Haben wir auch nicht«, sagte Frank. »Aber ich weiß…« Sie hörte ihm nicht mehr zu. Sie legte ihr Stethoskop auf die Brust des Patienten. Das Rasseln kam ihr noch stärker vor als am Anfang. Außerdem hörte sie jetzt ein Pfeifen und Brummen. Würde sie hier wirklich alleine zurechtkommen?

■ **Notarzteinsatz, 9:15 h**

» 5 Stockwerke, das war verdammt hoch.

Markus schob das Laryngoskop in den Rachen des Patienten. Er sah gar nichts. Immerhin würgte der Patient nicht. Obwohl er komatös war, hatte ihm Markus Fentanyl und Propofol gespritzt. Er versuchte den Spatel besser einzustellen, aber von der Aussicht auf eine Epiglotis war er weit entfernt. »Gebt mir mal den Sauger.« »Welchen Sauger?« Plötzlich fing der Patient an zu zucken. Markus registrierte das ▶ *Kammerflimmern* am Monitor. »Defi!«, rief er, dann schockte er mit 200 Joule. Eigentlich hätte jetzt eine 2-minütige Herz-Druck-Massage fällig. So stand es in den Leitlinien. Aber das Herz des Patienten schlug wieder mit 160 Schlägen pro Minute, und Markus dachte: »Kein Kammerflimmern mehr. Jetzt oder nie.« Er unternahm noch einen zweiten Intubationsversuch. Er erahnte Stimmlippen und schob den Tubus mehr oder weniger blind hinein. Ein Sanitäter übernahm den Beatmungsbeutel, ein weiterer fixierte den Tubus. Markus hörte auf die Lunge: ein Atemgeräusch! Seine erste gute Tat heute. »Zieht mir eine Ampulle Adrenalin auf. Meldet bei der Leitstelle ein Intensivbett an.« Markus war durchnässt, sein Mund jedoch war staubtrocken. Aber das Beste stand ihm noch bevor. Er hörte, wie das Feuerwehrfahrzeug mit der Drehleiter in Stellung gebracht wurde. So schnell würde er seinen Patienten nicht auf die Intensivstation bringen können. Es galt noch 5 Stockwerke zu überwinden.

Die Feuerwehrmänner schienen ganz in ihrem Element. Nachdem das Fahrzeug eingetroffen war, ging alles ziemlich schnell. Zudem hatten sie einen Rettungswagen für besonders schwere Menschen bestellt. Die Trage würde das Gewicht des Patienten gut aushalten. In der Zwischenzeit hatte Markus die Beatmungsmaschine angeschlossen. Das Gerät bot mehr Beatmungsfunktionen als die sogenannte »Luftpumpe«, die er noch von seinen früheren Einsätzen kannte. Das hatte nicht nur Vorteile. Markus hatte schon länger kein Beatmungsgerät mehr eingestellt und hatte nun die Qual der Wahl zwischen den verschiedenen Beatmungsformen: ▶ *IPPV*, *SIMV*, *ASB*, *PCV*, *CPAP* und *BIPAP*. Er wählte schließlich IPPV, ein ▶ Atemminutenvolumen von 6,5 Litern pro Minute bei einer Atemfrequenz von 12, auf den ▶ *PEEP* verzichtete er. Die Sättigung lag bei 90 %, er stellte die maximale Sauerstoffkonzentration ein und hoffte, dass alles gut gehen würde. »Irgendwie werden wir es schon bis zur Intensivstation schaffen«, dachte er. Er registrierte, dass er mal dringend Wasser lassen musste, aber irgendwie schien es gerade ein schlechter Moment. Andererseits gab es im Rettungswagen keine Toilette und einen Blasenkatheter würde er sich nicht legen. »Pass mal kurz auf die

Beatmung auf«, wies er einen der Sanitäter an. Der sah ihn verwundert an, aber da war Markus schon auf dem Weg zur Toilette. Zum Glück gelang es ihm, gleich die richtige Tür zu öffnen. Das Plätschern war bestimmt für jeden Anwesenden in der Wohnung zu hören, doch in diesem Moment war es ihm egal. Er sah sich kurz um. Auf einem Regal lagen mehrere Packungen Ibuprofen, teilweise geöffnet. Der Patient hatte wohl Schmerzen gehabt. Welche Arbeitsdiagnose hatte Markus eigentlich? Was sollte er bei der Übergabe im Schockraum berichten? Er dachte nach. Sie hatten den Patienten bewusstlos aufgefunden. Sein Herz schlug ziemlich schnell. Am Monitor hatte es für Markus am ehesten wie eine ▶ *ventrikuläre Tachykardie* ausgesehen. Die könnte dazu geführt haben, dass der Patient zunehmend kardial dekompensiert war. Ob er Beinödeme hatte, konnte Markus bei dem massiven Übergewicht nicht beurteilen. Aber irgendetwas störte ihn bei seiner Diagnose. Außerdem hatte der Patient in letzter Zeit öfter Schmerzmittel genommen. Vielleicht waren seine Herzkranzgefäße verkalkt und er hatte öfter Brustschmerzen gehabt. Das passte auch dazu, dass der Patient eben ein Kammerflimmern gehabt hatte. Medikamente für einen Diabetes hatte Markus nicht gefunden. Womöglich war er schon länger nicht mehr in der Lage gewesen, Essen zu sich zu nehmen, und hatte deshalb Unterzucker gehabt? Es klopfte an der Tür. Markus erschrak. »Wird das da drinnen eine längere Sitzung oder können wir dann mal los?«, fragte der Feuerwehrmann. »Ich komme«, rief Markus. Als er seine Hose zuknöpfte, warf er noch einen kurzen Blick aus dem Fenster. 5 Stockwerke, das war verdammt hoch. Markus wurde schon in geringerer Höhe schwindelig. Er dachte an seinen Notfallkurs. Damals hatte er sich unbedarft für eine Übung mit dem Feuerwehrkran gemeldet. Als es nach oben gegangen war, hatte er zum ersten Mal festgestellt, dass er unter Höhenangst litt. Ab einer Höhe von 10 Metern, hatte er verzweifelt darum gebeten, wieder nach unten gebracht zu werden. Er hatte sich ein paar dumme Sprüche anhören müssen, dann hatte er es hinter sich gehabt. Schwindelfrei? Davon war er weit entfernt.

■ **Notaufnahme, 9:25 h**

》 I will take care of him…

Für Maren gab es Neuigkeiten: Schon in einer Stunde wäre das Intensivbett zu haben. Wollten die sie auf den Arm nehmen? Immerhin ging es dem Patienten ein wenig besser. Großzügigerweise hatte Pfleger Heinrich von der Intensivstation einen Monitor, einen Perfusor und das Zubehör für die invasive Blutdruckmessung mitgebracht. Maren versuchte gerade zum zweiten Mal die Arterie zu punktieren, da öffnete sich die Tür. Eine junge Frau rief: »Wann komme ich hier endlich dran?« »Raus!«, schrie Maren. Das hatte gewirkt. Die Tür schloss sich wieder. Sie blickte auf den Arm ihres Patienten: Sie hatte getroffen, der Zugang lag in der Arterie. Erleichtert stieß sie die Luft aus. Frank schloss die invasive Blutdruckmessung an den Monitor an. Der Druck lag immer noch systolisch bei 190. »Das gibt's doch nicht.« »Wie wäre es jetzt mit einem Perfusor?«, fragte Frank. »Halte ich für eine gute Idee.« »Wie soll ich ihn einstellen?« »Muss ich nachschauen.« Mit zittrigen Händen holte Maren ihr kleines Arzneimittelbuch aus der Tasche, dann gab sie ihm die Dosierung an.

Jetzt hatte Maren kurz Zeit, mit den Angehörigen zu sprechen. Sie trat auf den Gang hinaus. Eine Frau trat auf sie zu. »Sind sie die Dermatologin?« Verwirrt sah Maren sie an. »Mein Fuß juckt und nässt schon seit 2 Wochen. Mein Hausarzt sagt, es ist Fußpilz. Aber ich bekomme einfach keinen Termin beim Dermatologen.« Maren schob sie zur Seite. »Ich suche die Angehörige von Herrn…« Sie sah auf den Zettel und buchstabierte den für sie unaussprechlichen Namen. Eine junge Frau mit einem Kopftuch trat auf sie zu. »Do you speak English?«, fragte sie. Maren nickte. Von ihr erfuhr sie, dass ihr Mann bislang völlig gesund gewesen sei. In letzter Zeit habe er aber häufiger über Kopfschmerzen geklagt. Einmal hatte er starkes Nasenbluten gehabt, das aber wieder von alleine vergangen sei. Ihr war aufgefallen, dass er in letzter Zeit viel getrunken habe und öfter auf die Toilette gegangen sei.

»Shortness of breath? Chest pain?« Die junge Frau schüttelte den Kopf. »Not at all.« Maren konnte die Symptome nicht alle einordnen, vermutete aber, dass er in letzter Zeit häufiger Blutdruckentgleisungen gehabt haben musste. »What is happening to my husband?« Maren berührte sie an der Schulter. »Don't worry. I will take care of him.« Sie wusste nicht, ob es ihr gelang, die nötige Sicherheit auszustrahlen. Sie wusste aber, dass sie jetzt für diesen Patienten zuständig war.

■ Notarzteinsatz, 9:30 h

Markus stand am Fenster und versuchte, nicht nach unten zu sehen. Konzentriere dich auf das Wesentliche, sagte er zu sich. Er überprüfte die Einstellungen an der Beatmungsmaschine und untersuchte noch mal kurz seinen Patienten. Die Herzfrequenz hatte sich mittlerweile bei 140 Schlägen pro Minute eingependelt. Das war schon mal ein Schritt in die richtige Richtung, dachte Markus. Die Sauerstoffsättigung lag nur bei 92 % und das, obwohl der Sauerstoff voll aufgedreht war.

Markus hörte noch einmal die Lunge ab. Auf der linken Seite hatte er kein Atemgeräusch. Er zog den Tubus 2 Zentimeter zurück. Wenn er mir jetzt herausrutscht, dachte er, dann haben wir ein Riesenproblem. Und wenn es ein ▶ *Pneumothorax* ist, dann auch. Und überhaupt ist das hier alles ein Problem. Er hörte noch einmal auf die Lunge. Jetzt hörte er auch auf der linken Seite ein normales Atemgeräusch. Komisch, dass er gar nicht rasselt, wunderte sich Markus wieder. Der Sanitäter maß noch mal den Blutdruck.»80 systolisch.« Markus spritzte noch einen Milliliter von dem Adrenalin, das er 1:100 verdünnt hatte. Es war ihnen noch gelungen, einen weiteren Zugang zu legen»Gut. Ich bin so weit. Von meiner Seite kann es losgehen.« Der Feuerwehrmann hob den Daumen nach oben, um seinen Kollegen, die unten standen, zu signalisieren, dass sie bereit waren. Dann hoben sie die Trage mit vereinten Kräften auf den Metallkorb, der am oberen Ende der Drehleiter angebracht war und fixierten sie auf den Halterungen. Das Ganze schwankte bedrohlich. Dann stieg Markus in den Korb. Der Sanitäter und der Feuerwehrmann reichten ihm das Beatmungsgerät und die Infusion herüber. Markus klammerte sich an den Metallstreben fest und hoffte, man würde ihm seine Angst nicht ansehen. Plötzlich setzte sich die Drehleiter in Bewegung und Markus fühlte sich, als würde er frei in der Luft hängen. Ein kurzer Blick nach unten sagte ihm, dass diese Einschätzung durchaus zutreffend war.»Konzentriere dich auf das Wesentliche.«, versuchte er sich wie ein Mantra vorzubeten. Er richtete seinen Blick wieder auf den Patienten. Von unten hörte er Rufe. Da sah er, dass das Beatmungsgerät drohte herunterzurutschen. Er konnte es gerade noch greifen. Was dabei hätte passieren können, wollte er sich gar nicht ausmalen. In seinem Eifer bemerkte er nicht, wie die Flasche mit der Infusionslösung plötzlich vom Patienten herunterrutschte und nach unten fiel. Dabei riss die Kanüle aus der Vene.

»Mist!«, entfuhr es Markus. Jetzt hatte er nur noch einen Zugang. »Runter!«, rief er dem Kranführer zu. Die Drehleiter setzte sich wieder in Bewegung. Nach einer gefühlten Ewigkeit kam er endlich unten an. »Haben wir schon einen ▶ *Schockraum*?«, fragte er außer Atem. »Wir suchen noch.« »Dann bringen wir den Patienten jetzt erst mal ins Auto.« Was sollten sie auch sonst tun?

▪ Rettungsleitstelle, 9:35 h

Der Disponent in der Leitstelle hatte heute jede Menge zu tun. Die Leitungen liefen heiß, ein Notfall jagte den anderen. Seine Schicht war fast zu Ende. Er wollte nach Hause, aber jetzt musste er auch noch ein Bett für einen beatmeten Patienten suchen. Fast alle Krankenhäuser in der Stadt schienen mal wieder abgemeldet zu sein. Das Computersystem war gerade umgestellt worden. Nur noch wenige Intensivstationen hatten freie Betten gemeldet. Er rief in dem erstbesten Krankenhaus an und meldete einen Schockraum an. Der Rest war nicht sein Problem. Er freute sich schon auf seinen Feierabend.

■ **Notaufnahme, 9:40 h**

Als Maren wieder in den Behandlungsraum kam, schien sich der Zustand ihres Patienten verbessert zu haben. Dank des Perfusors war der Blutdruck wieder akzeptabel. Der Patient streckte den Daumen nach oben und mühte sich ein Lächeln ab. Da klingelte das Telefon. Sie könnten in einer Viertelstunde auf die Intensivstation kommen. Maren ließ sich noch zu einem Umweg über das Röntgen überreden. Im Moment gab es kein größeres Problem. Sie war stolz auf sich. Sie hatte die Situation entschärft, sogar eine Arterie gelegt und dem Patienten ging es deutlich besser. »Wir können los«, sagte sie zu Frank. »Das ist mal ein Wort«, sagte er. Es hörte sich anerkennend an.

■ **Radiologie, 9:55 h**

》 Rufen Sie das Rea-Team!

Es hatte doch noch eine Weile gedauert, bis alles vorbereitet war, dann hatten sie sich endlich auf den Weg gemacht. Sie standen gerade im Röntgen, als Maren auffiel, dass ihr Patient ziemlich schnell atmete. Schweiß stand auf seiner Stirn, er war blass. »Braucht ihr noch lange mit dem Röntgen?« »Wenn Sie mir helfen, die Röntgenplatte darunter zu schieben, würde es schneller gehen«, sagte die Röntgen-Assistentin. Maren wollte sich gerade vorbeugen, um zu helfen, da sah sie, wie die Sauerstoffsättigung abfiel. 80 %. Maren drehte den Sauerstoff auf. 70 %. »Wir haben ein Problem. Wo ist der Beatmungsbeutel?« Frank reichte ihr den Beutel. 60 %. »Verdammt! Intubation!«, rief Maren. Frank riss den Notfall-Rucksack auf und versuchte, so schnell wie möglich alles vorzubereiten. »Was stehen Sie rum?«, rief Maren der Röntgen-Assistentin zu. »Ziehen Sie mir ein Propofol auf.« Die Assistentin sah sie fragend an. Maren wurde klar, dass sie hier wenig Hilfe erwarten konnte. »Was soll's. Rufen Sie das Rea-Team. Wir brauchen hier Unterstützung.« Erleichtert lief die Assistentin zum Telefon und löste den Reanimations-Alarm aus. Maren hörte ihre eigenen Worte: »I will take care.« Würde sie ihr Versprechen halten?

3

- **Notarzteinsatz, 9:45 h**

» Etwas anderes war ihm noch aufgefallen…

Endlich war es Markus gelungen, wieder einen Zugang zu legen. Eine zweite Infusion hing daran. Der Patient war auf der Trage festgeschnallt. Die Herzfrequenz war weiter gefallen, die Sättigung war stabil. Der Blutdruck ließ sich trotz Infusion und Adrenalin nicht über 90 systolisch anheben. Markus betrachtete das 12-Kanal-EKG, das sie noch geschrieben hatten. Die QRS-Komplexe waren verbreitert, wahrscheinlich durch einen Rechtsschenkelblock. Er hoffte, er hatte keinen Fehler gemacht, als er den Patienten anfangs kardiovertiert hatte. Er überprüfte nochmal die Fixierung des Tubus, dann rief er. »Können wir jetzt los?« »Jawohl, Chef. Wir haben ein Bett. Wir fahren in dein Krankenhaus. Dann hast du es nicht so weit zum Mittagessen.« Der Fahrer lachte über seinen Scherz. Markus brachte immerhin ein Lächeln zustande, aber tatsächlich bemerkte er, dass er mittlerweile einen ziemlichen Hunger hatte. Er betrachtete den beeindruckenden Bauch seines Patienten. Markus stellte fest, dass der Gurt kaum darüber passte. Er versuchte, ihn noch etwas fester zu ziehen, da fiel ihm auf, dass der Bauch des Patienten ziemlich gespannt war. »Wartet mal«, wollte er noch rufen, da setzte sich der Schwerlast-Rettungswagen schon in Bewegung. Der Fahrer hörte ihn nicht. Der Sanitäter sah ihn fragend an. Markus hielt sich mit einer Hand an der Deckenstange fest, mit der anderen schob er das Hemd des Patienten zur Seite und drückte auf den Bauch. Er kam ihm wirklich ziemlich hart vor. Markus legte sein Stethoskop darauf, aber bei den Fahrgeräuschen konnte er kaum etwas beurteilen. Er tastete nochmals den ganzen Bauch ab – bretthart. »Habe ich etwa ein ▶ *akutes Abdomen* übersehen?« Er wollte den Patienten noch weiter untersuchen, doch der Wagen ruckelte zu sehr. Markus musste sich nun mit beiden Händen festhalten. Er überlegte, was ihn anfangs stutzig gemacht hatte. Der Patient hatte eine Hypoglykämie, war aber wahrscheinlich kein Diabetiker. War er nur länger gelegen und hatte nichts mehr gegessen? Oder gab es noch etwas anderes, das Zucker verbrauchte? Und jetzt fiel es ihm wieder ein: Er war von einem ▶ *kardiogenen Schock* ausgegangen. Aber wieso hatte der Patient keine Rasselgeräusche auf der Lunge? Dann hatte er wohl kein ▶ *Lungenödem*. Und etwas anderes war ihm noch aufgefallen, nämlich… Der Sanitäter zog ihn fest am Arm und deutete auf den Monitor. Das sah nun wieder nach einer ventrikulären Tachykardie aus. »Den Defi!« Der Sanitäter klopfte an die Scheibe der Fahrerkabine. Der Rettungswagen hielt an der Straße an. Wieso hatte Markus vergessen, die Defi-Pads vorher auf dem Patienten anzubringen? So verloren sie wertvolle Zeit. »Ich kann keinen Puls mehr tasten«, sagte der Sanitäter. Doch Markus war so weit. »Zurück!« Er defibrillierte den Patienten. Danach konnte er am Monitor wieder einen schnellen, aber normalen Rhythmus erkennen. »Wir können weiter. Fahrt so schnell ihr könnt.«

■ **Radiologie/Schockraum, 10:00 h**

» Kein leichter Einsatz für ihren Kollegen.

Maren überlegte. Gab es ein Problem mit den Atemwegen? Sie schob den Unterkiefer ihres Patienten nach vorne und unterstützte seine Atmung mit dem Beutel. Sie erinnerte sich an das ▶ ABCDE-Schema, das sie im Trauma-Kurs gelernt hatte. Die Atemwege ihres Patienten waren frei, also kein A-Problem. Wenn, dann ein B-Problem: »Breathing«, also Beatmung. Der Mann hatte wahrscheinlich ein kardiales Lungenödem. Die Sättigung hatte sich nun wieder bei 80 % eingependelt. Sie beschloss, auf das Reanimationsteam zu warten, damit der Anästhesist die Intubation übernehmen konnte. Pfleger Frank zog bereits die Medikamente auf. Sie überprüfte in der Zeit den Kreislauf. Das »C« stand für »Circulation«. Der Blutdruck war in Ordnung. Bei einem Trauma würde sie nun überprüfen, ob es neurologische Ausfälle gab. In diesem Fall stand für sie das »D« jedoch nicht für »Disability« sondern für »Differentialdiagnose«. Sie überlegte noch einmal: Ein ▶ kardiogenes Lungenödem? Im EKG hatte sie keine Hinweise auf einen akuten Herzinfarkt entdeckt, keine Rhythmusstörung. Was war die Ursache? Wahrscheinlich hatte der hohe Blutdruck zu einer Linksherzbelastung und in Folge zum Lungenödem geführt. Da traf auch schon das Reanimationsteam ein. Der Anästhesist war etwas älter und sichtlich außer Atem. »Was liegt vor?«, keuchte er. In kurzen Worten erklärte sie die Lage. »Gut, wir intubieren erst mal«, entschied er. Nichts anderes hatte sie von ihm erwartet. Sie überließ ihm den Platz am Kopfende. Schneller als sie schauen konnte hatte der Anästhesist schon den Tubus platziert. Er wandte sich an sie: »Gibt es eine ▶ Blutgasanalyse?« Maren schüttelte den Kopf. Mist! Das hatte sie vergessen. »Legt ihm noch einen Zugang und nimm gleich die Gase ab.« Pfleger Frank machte sich an die Arbeit und reichte ihr kurz darauf das gefüllte Blutröhrchen. Sie wusste, dass der Schockraum mit dem Gerät für die Blutanalyse gleich nebenan war. »Ich nehme es mit und rufe schon mal auf der

Intensiv an.«»In Ordnung. Ich kümmere mich hier noch um die Beatmung«, sagte der Kollege und legte sein Stethoskop auf die Brust des Patienten. Dann sah er noch mal auf. »Habt ihr eigentlich schon Blutwerte?« In der Eile hatte sie ganz vergessen, danach zu sehen. Die Ergebnisse mussten bestimmt schon da sein. »Ich sehe gleich nach«, antwortete sie und war froh, für einen Moment wegzukommen. Als sie auf den Gang trat, hörte sie das Geräusch schwerer Stiefel. Dann sah sie, wie mehrere Feuerwehrmänner und Sanitäter auf den Schockraum zusteuerten. Schließlich erkannte sie ihren Kollegen Markus Bergmann. »Markus«, rief sie. »Was machst du denn hier?«»Deinen Dienst«, antwortete er. »Schon vergessen?« »Aber…« Sie wollte noch etwas sagen, da hatte sich schon die Tür zum Schockraum geöffnet und die ganze Truppe ging hinein. Ihr blieb nichts anders übrig, als hinterherzugehen. Schließlich brauchte sie die Blutgasanalyse. Sie zwängte sich durch die Tür und versuchte, zu dem Gerät zu gelangen, ohne dabei jemanden auf die Füße zu treten. Sie hörte, wie Markus seine Übergabe machte. »Wir haben den Patienten bewusstlos auf dem Boden liegend gefunden. Zunächst Hypoglykämie, jedoch keine Besserung auf Glukose. Bei Verdacht auf ventrikuläre Tachykardie mit Instabilität einmalige Kardioversion. Dann Intubation. Einmalig Kammerflimmern, erfolgreich defibrilliert, im Verlauf nochmals ventrikuläre Tachykardie. Aktuell pulmonal stabil, allerdings lässt sich der Blutdruck nicht ausreichend anheben. Klinisch ist die Lunge frei, der Bauch ist hart.«

Maren schluckte. Kein leichter Einsatz für ihren Kollegen. Sie würde ihm einige Tassen Kaffee spendieren müssen.

Der ▶ Trauma-Leader wiederholte kurz das Wichtigste von Markus Ausführungen. In der Zeit bekam Maren das Ergebnis der Blutuntersuchung ihres Patienten. Als sie den Raum verließ, hörte sie noch, wie der Chirurg sagte: »Der Bauch gefällt mir nicht.« Maren eilte zurück und sah sich die Werte an. »OK«, wandte sie sich an alle Anwesenden, als sie wieder im Röntgenraum angekommen war, »wir haben einen guten pH, nein, eine ▶ Alkalose«, verbesserte sie sich. »Der pH ist 7,64, das Bikarbonat liegt bei, äh, 36, normales CO_2…« »Gib mal her.« Der Anästhesist griff nach dem Zettel. »▶ Metabolische Alkalose.« »Aber warum?«, fragte Maren. »Das ist mir jetzt egal, Hauptsache, der ist nicht sauer und die Beatmung stimmt. Hast du schon auf der Intensiv angerufen?« »Das muss ich noch machen«, antwortete Maren. Dabei beschlich sie ein komisches Gefühl. Wohin würde Markus Patient aus dem Schockraum verlegt werden? Gab es mittlerweile schon 2 Intensivbetten? Das wäre fast revolutionär. Sie griff zum Telefon. Es folgte ein längerer Wortwechsel, während dem der Anästhesist immer ungeduldiger wurde. Schließlich legte Maren auf und wandte sich an das Team. Sie war ganz blass. »Die Sache ist die: Es gibt kein Intensivbett. Das bekommt der Schockraum von nebenan.« »Welcher Schockraum?«, fragte Frank. »Ich dachte, die haben ein Bett für uns reserviert. Wieso nehmen die einen Schockraum an? Sind die wahnsinnig?« »Da muss es ein Missverständnis mit der Leitstelle gegeben haben.« »Na, wunderbar«, sagte der Anästhesist. »Dann schlage ich vor, wir fahren den Patienten wieder in die Notaufnahme und gehen alle einen Kaffee trinken.« Er zerknüllte den Zettel mit der Blutgasanalyse und warf ihn auf den Boden. »Jetzt mal im Ernst. Was machen wir? Wir können ja hier keine Intensivstation aufmachen.« »Wie wäre es, wenn wir den Patienten erst mal behandeln?«, fragte Maren. »Von meiner Seite ist er behandelt. Er schnauft.« »Wie sieht denn das Röntgenbild aus?« »Er schnauft«, wiederholte der Anästhesist. »Wenn ich diese interessante Diskussion einmal kurz unterbrechen dürfte«, sagte Frank. »dann würde ich vorschlagen, dass wir einen Intensivtransport bestellen und den Patienten in ein anderes Krankenhaus verlegen.« »Das halte ich mal für einen sinnvollen Vorschlag«, sagte der Anästhesist. »Am besten, Sie rufen gleich an. Ich kümmere mich hier um die Beatmung.« »Natürlich«, seufzte Frank und ging zum Telefon. Nach einer Weile kam er wieder. »Also, gute Nachricht: Der Transport ist bestellt. Die Leitstelle sucht ein Intensivbett für uns.« »Und die schlechte Nachricht?«, fragte Maren. »Sie brauchen mindestens eine Stunde bis sie hier sind.« »Also, ich für meinen Teil muss jetzt in den OP«, sagte der Anästhesist. »Der Patient ist stabil. Der Perfusor für die Sedierung ist eingestellt, die Beatmungsmaschine ebenso. Ich gehe jetzt.« »Aber…«, sagte Maren. »Wenn es ein Problem gibt, funken Sie mich an. Hier ist meine Nummer.« Er schrieb Maren die Funknummer auf den Zettel. »Sie können natürlich auch wieder den Reanimationsalarm auslösen. Aber nur, wenn es unbedingt sein muss.« Dann packte er seine Sachen zusammen und schon war er verschwunden. Maren sah Frank an, Frank sah Maren an, dann sah sie die Röntgen-Assistentin an. »Tja, ich geh dann auch«, sagte sie. »Sie brauchen mich ja hier nicht mehr.« Jetzt war Maren mit Pfleger Frank und dem Patienten allein. »OK«, sagte sie. »Ich hoffe, der Patient lässt uns jetzt nicht auch noch alleine.« »Die Frau Doktor Schneider. Immer einen guten Spruch auf den Lippen. Schlage vor, wir machen es uns jetzt hier so richtig gemütlich.« »Eine wunderbare Idee. Ich hoffe nur, die Medikamente gehen uns nicht aus.« »Pass auf«, sagte Frank. »Ich hole uns jetzt erst mal einen richtig schönen, starken, schwarzen Kaffee und…« »Du bleibst«, unterbrach ihn Maren. »Kein Kaffee?« »Du bleibst hier.« »Zu Befehl, meine schöne Ärztin. Dann also kein Kaffee.« Maren seufzte, sah sie sich die Werte auf dem Monitor an. Blutdruck, Sättigung und Herzfrequenz waren fast normal. Dann blickte sie auf das Beatmungsgerät. Sie würde nichts an den Einstellungen des Anästhesisten ändern. Hoffentlich würde es die nächste Stunde so bleiben. Dann betrachtete sie den Patienten.

Warum hatte er eine metabolische Alkalose? Sie würde es herausfinden. Und dazu hatte sie noch eine Stunde Zeit.

▪ Radiologie, 10:15 h

Plötzlich wurde die Tür zum Röntgenraum aufgerissen. Maren schreckte hoch. Markus sah sie verwundert an. »Wieso seid ihr noch hier?« »Weißt du«, antwortete Maren, »das hängt damit zusammen, dass ihr uns das letzte Intensivbett vor der Nase weggeschnappt habt.« »Ich bin untröstlich«, sagte Markus«, »aber mein Patient ist schwer krank.« »Wie du siehst, geht es meinem Patienten hier auch nicht so besonders.« »Wieso, der ist doch ganz ruhig. Gut, er ist beatmet, aber das ist meiner auch.« »Und was machst du eigentlich hier?«, fragte Maren. »Müsstest du nicht längst wieder auf der Straße für Recht und Ordnung kämpfen?« »Ich kämpfe vor allem in deinem Namen. Erinnere dich: ich habe deinen Notarztdienst übernommen.« »Wir können gerne wieder tauschen.« »Wir haben uns noch nicht einsatzklar gemeldet. Das Herzecho im Schockraum funktioniert gerade nicht. Und da ist mir eingefallen, dass hier noch ein Gerät steht. Du brauchst es ja im Moment nicht.« Markus sah sich suchend im Raum um. »Da ist es ja.« Maren warf dem altertümlichen Geräte einen zweifelnden Blick zu. »Wenn ihr damit was erkennen könnt. Was hat er denn jetzt, dein Patient? Ich habe gehört, dass dem Chirurgen der Bauch nicht gefällt.« »Das sagen sie immer. Sie fahren ihn gerade durchs CT. Der Radiologe sieht im ▶ *FAST-Sono* freie Flüssigkeit. Der Chirurg hat ihn gleich punktiert. Nach dem CT geht es dann wohl in den OP... Und ich bin von einem ▶ *kardiogenen Schock* ausgegangen. Jetzt werde ich wenigstens mal den Echo-Schallkopf draufhalten, um die Pumpleistung zu beurteilen. ▶ *FATE*, du weißt schon.«

Markus verschwand mit dem Echokardiographiegerät und sie war mit Pfleger Frank und ihrem Patienten wieder alleine. »Du bist so still«, wandte sie sich an Frank. »Meinst du den Patienten? Ich rede ständig mit ihm, aber er antwortet mir einfach nicht. Vielleicht sollten wir mal die Sedierung ausmachen.« Plötzlich fing der Patient an zu würgen. »Hast du wirklich die Sedierung ausgestellt?«, fragte ihn Maren erschrocken. »Nein, aber der Perfusor ist leer.« Der Patient bäumte sich auf und versuchte, an den Tubus zu fassen. Maren rannte zum Notfallwagen. »Wo ist hier das ▶ *Propofol*?«, rief sie. Der Monitor schlug Alarm: die Sättigung begann abzufallen. Der Patient bekam eine bläuliche Gesichtsfarbe. Endlich hatte Maren das Medikament gefunden. Frank hatte den Patienten in der Zwischenzeit von der Atemmaschine genommen und versuchte ihn mit dem Beutel zu beatmen. Maren spritzte das Propofol, und nach kurzer Zeit beruhigte sich der Patient wieder. Die Sättigung stieg wieder an. »Das ist ja noch mal gut gegangen«, seufzte Maren. »Wo waren wir stehen geblieben?«

■ **Schockraum, 10:25 h**

» Vor allem ein Bauchproblem?

Markus versuchte, das Herz einigermaßen mit dem Sonographiegerät darzustellen. »Können wir dann mal weitermachen?«, fragte der Chirurg ungeduldig. »Der Mann muss in den OP.« Markus wunderte sich. Soweit er es beurteilen konnte, schlug das Herz kräftig. Er konnte keine Wandbewegungsstörungen erkennen, kein Hinweis auf einen akuten Myokardinfarkt. Er sah auch keinen ▶ *Perikarderguss*. Die Vena cava schien nahezu kollabiert, den Ventrikeln mangelte es deutlich an Volumen. »Der Patient hat ein Volumenproblem.« »Interessant, aber können wir dann in den OP? Er hat vor allem ein Bauchproblem. Und was machst du überhaupt noch hier? Du bist doch der Notarzt.« »Das ist ein persönliches Interesse, das ich habe. Ich möchte einfach wissen, was mit dem Patienten los ist. Das ist so etwas Internistisches. Das verstehst du nicht.« »Untröstlich.« »Und zu deiner Beruhigung. Wir sind wieder im Einsatz. Sobald mein Funk geht, laufen wir los.« Der Rettungsassistent nickte, man sah ihm aber deutlich seine Ungeduld an. Wenn sie Pech hatten, würden sie das Mittagessen verpassen und mit leerem Magen zum nächsten Einsatz laufen. »Natürlich müsst ihr in den OP, aber eine Antibiose sollten wir noch dranhängen. Und Blutkulturen abnehmen. Und Volumen geben, so viel wie möglich.« »Dann legen wir hier noch einen zentralen Zugang«, meldete sich der Anästhesist zu Wort. »Die brauchen ohnehin noch ein bisschen, bis der OP fertig ist. Mein Kollege hatte wohl gerade noch einen Einsatz mit dem Rea-Team, hier gleich nebenan im Röntgen. Jetzt schleust er sich gerade in den OP ein.« »Ich sehe mal nach, ob es schon Blutwerte gibt«, sagte Markus. Er fuhr das Ultraschallgerät zur Seite und ging zum Computer. Dort klickte er auf die Laborbefunde für den Patienten. CRP und Leukozyten waren mehr als deutlich erhöht, die Gerinnungswerte und Blutplättchen erniedrigt. »Sieht ganz nach einer ▶ *Sepsis* mit ▶ *disseminierter intravasaler Gerinnung* aus. Wir sollten vor der OP noch ▶ *FFP* geben.« »Wenn, dann interessiert mich der Befund vom CT«, grummelte der Chirurg »Das CT spricht für den Chirurgen«, tönte die Stimme des Radiologen aus der Sprechanlage. »Kommt mal rüber.« Der Radiologe saß im Nebenzimmer. Markus und sein Kollege aus der Chirurgie hasteten durch die Tür und standen fast gleichzeitig hinter dem Radiologen, der auf den Bildschirm deutete. »Seht ihr das große Ulkus im Magen?« Markus erkannte erst einmal gar nichts, aber der Chirurg pfiff durch die Zähne. »Das wird dauern.« »Wo?«, fragte Markus. »Perforiertes Magenulkus«, sagte der Radiologe und deutete noch einmal auf die Stelle am Bildschirm. »Mit ▶ Vier-Quadranten-Peritonitis. Dazu reichlich ▶ Aszites.« Jetzt konnte Markus es auch erkennen. »Das würde ich nur mit Plastikschürze operieren wollen«, sagte der Radiologe. »Aber wisst ihr, was noch viel besser ist: Wir haben den Patienten ganz durch die Röhre geschickt. War eigentlich mehr ein Zufall. Aber seht euch mal das Schädel-CT an.« Der Radiologe klickte den Befund an. Plötzlich erklang ein lauter Alarmton. Alle schreckten hoch. »Brennt es?«, fragte der Radiologe. »Wir müssen los«, rief der Rettungsassistent von draußen. »Wir haben einen Einsatz.« Markus warf noch einen Blick auf den Monitor. »Das ist ja…« »…ein frischer Schlaganfall«, ergänzte der Radiologe. Dann rannte Markus los. Würde dieser Tag kein Ende nehmen?

■ **Radiologie, 10:30 h**

»Wenn der Transport nicht bald kommt, dann gehen uns hier die Medikamente aus«, sagte Frank. »Vielleicht sollten wir doch noch einen Boxen-Stopp auf der Intensivstation einlegen? Nur zum Auftanken.« Maren schüttelte den Kopf. »Von dem Propofol ist fast nichts mehr da«, fuhr Pfleger Frank fort. »Ich rufe mal in der Aufnahme an und bestelle… Sag mal, hörst du mir überhaupt zu?« Maren zeigte keine Reaktion. Sie war in die Betrachtung des Röntgenbildes ihres Patienten vertieft. Für die Diagnose Lungenödem brauchte sie keinen Radiologen. Sie konnte zwar keine ▶ Kerley-Linien erkennen, aber die ▶ Pleuraergüsse waren nicht zu übersehen. Das Lungenödem erklärte die Atemprobleme des Patienten. Als Ursache vermutete Maren die hypertensive Entgleisung. Da sah sie auf dem Boden den zerknüllten Zettel der Blutgasanalyse. Sie hob ihn auf und betrachtete ihn: Ganz klar, eine metabolische Alkalose. Wie war dieser Befund mit dem Lungenödem vereinbar? Und was sie übersehen hatte: der Kaliumwert war deutlich erniedrigt, das Natrium war normal. »Frank? Haben wir Kalium?« »Ich dachte schon, du bist jetzt auch sediert«, antwortete er. »Kalium? Natürlich, meine Chefin. In die Infusion?« Maren nickte. Was hatte Markus vorhin über seinen Patienten aus dem Schockraum gesagt? Dem Chirurg gefällt der Bauch nicht. Sie überlegte: Was konnten die Ursachen für einen viel zu hohen Blutdruck eines jüngeren Erwachsenen sein? Wo war eigentlich der Radiologe? Sie würde ihn um einen Gefallen bitten.

■ **Radiologie, 10:45 h**

❯❯ Manchmal muss man sich auf sein Bauchgefühl verlassen.

Die Röntgen-Assistentin hing gerade die Infusion mit dem Kontrastmittel an, als plötzlich Marens Piepser ging. Der Intensivtransport würde in einer Viertelstunde eintreffen. Ihr blieben nur noch 15 Minuten. »Können Sie das Mittel nicht ein bisschen schneller spritzen?« Die RTA sah sie verwundert an. »Ich mache meine Arbeit.« Es hatte wohl keinen Sinn zu diskutieren. Als das CT endlich gelaufen war, rief Maren sofort noch mal den Radiologen an. In diesem Moment öffnete sich die Tür und ein Team aus einem Notarzt und 2 Pflegern, die eine Trage schoben, kam herein. »Na, endlich seid ihr da«, sagte Frank erleichtert. Vor einer halben Stunde wäre Maren auch noch zutiefst erleichtert gewesen, aber jetzt wollte sie unbedingt noch wissen, ob sie mit ihrer Vermutung richtig lag. »Bitte sehen Sie sich kurz das Bild an«, bat sie den Radiologen. Der antwortete: »Ich soll mir immer mal kurz ein Bild ansehen. Aber so geht das nicht. Ich muss noch die Bilder aus dem Schockraum auswerten und dann…« Maren unterbrach ihn: »Verdammt noch mal. Sie sehen sich jetzt das Bild an. Die Nieren. Wie sehen die Nieren aus? Ich muss es jetzt wissen!« Der Radiologe seufzte. »Also, die Nieren sind unauffällig.« Der Notarzt stand im Raum und wartete auf die Übergabe, während die Pflegekräfte bereits alles für den Transport vorbereiteten. »Frau Kollegin, wie wäre es mit einer Übergabe?« Maren winkte ab. »Sehen Sie sich die Nebennieren an!« »Na, die sind auch… Moment… Was ist das…. Das könnte… Nein, ich bin mir sogar sicher: Da ist eine Raumforderung an der Nebenniere. Das dürfte am ehesten einem Adenom entsprechen.« »Ich habe es gewusst!«, rief Maren. »Vielen Dank.« Sie legte auf und wandte sich dem Notarzt zu. »Entschuldigen Sie bitte, aber das musste noch geklärt werden. Also, zu meinem Patienten: Er wurde wegen einer hypertensiven Entgleisung in die Notaufnahme gebracht. Infolge eines schweren Lungenödems musste er bei respiratorischer Erschöpfung intubiert werden. Er sollte eigentlich auf die Intensivstation, aber die haben gerade ihr letztes Bett für einen Patienten mit einem ▶ septischen Schock vergeben. Wir konnten den Blutdruck zuletzt stabilisieren, Sie sehen ja den Perfusor. Ursache ist mit ziemlicher Sicherheit ein ▶ Nebennierenadenom, soeben im CT gesichert.« Der Notarzt sah sie anerkennend an. »Das ist ja interessant, was Sie alles in Ihrer Notaufnahme machen.« Das ging Maren wie Butter runter. »Danke. Durch die Konstellation lag es ohnehin auf der Hand: hoher Blutdruck, niedriges Kalium und metabolische Alkalose – klassisch für ein ▶ Conn-Syndrom.« Der Notarzt nickte und versuchte dabei auszusehen, als wäre es auch ihm gleich klar gewesen. »Conn-Syndrom, natürlich. Dann

3

denke ich, das Beste ist, wir machen uns unverzüglich auf den Weg.« Er wandte sich an die Pfleger: »Soweit alles angeschlossen? Seid ihr bereit?« Die nickten und schon setzte sich der ganze Tross in Bewegung. Maren blieb mit Frank zurück. »Sag, mal Maren, hast du das wirklich alles eben selbst herausgefunden?« »Ich bin eigentlich eher wegen des anderen Patienten darauf gekommen. Da lag das Problem ebenso im Bauch.« Sie grinste. »Weißt du, manchmal muss man sich einfach auf sein Bauchgefühl verlassen.« Frank nickte. »Wie sieht es eigentlich in der Notaufnahme aus?«, fragte sie. Frank nahm ihr das schwere Beatmungsgerät ab. »Lass mich das mal machen.« Dann gingen sie los. »In der Notaufnahme? Absolute Katastrophe. Wie immer.« Maren lachte. »Dann kann ja nichts passieren.«

■ **Einen Tag später…**

Am nächsten Tag saß Maren mit Markus zur Übergabe im Arztzimmer. »Vielen Dank noch mal, dass du den Notarztdienst übernommen hast. Und tut mir leid, dass es so stressig war. Aber ich musste nachmittags die Kleine abholen. Keine andere Möglichkeit.« »Schon OK«, antwortete Markus. »Du hattest ja auch jede Menge zu tun.« Sie nahm einen Schluck Kaffee. »War denn noch viel los?« Markus lachte gequält. »Es war die Hölle. Die anderen Fälle habe ich zwar noch irgendwie gemeistert. Aber man sollte immer vor dem ersten Einsatz frühstücken.« Er biss in sein Brötchen. »Und am Abend davor keinen Wein trinken.« »Du hast doch alles gut gemacht. Hast sogar im Schockraum mitgeholfen. Was ist denn aus dem Patienten geworden? Hast du mal nachgefragt.« Markus holte sich noch einen Kaffee. Dann setzte er sich wieder. »Das war ein komplizierter Fall. Es muss so gewesen sein, dass der Patient durch ein perforiertes Magenulkus eine Peritonitis bekommen hat, die dann zu einer schweren Sepsis mit Schock geführt hat.« »Du bist doch zuerst von einem kardiogenen Schock ausgegangen.« »Das stimmt. Ich hatte zuerst eine Rhythmusstörung vermutet und den Patienten sogar kardiovertiert. Ob ich damit sogar ein Kammerflimmern ausgelöst habe? Ich weiß es nicht. Das Herz schlug nur so schnell, weil er ein ziemliches Volumenproblem wegen der Sepsis hatte. Er musste schon vorher einen Rechtsschenkelblock gehabt haben, deshalb waren die QRS-Komplexe verbreitert. Das führte zu meiner Annahme: Ventrikuläre Tachykardie.« »Immerhin hast du dich an die Leitlinien gehalten«, sagte Maren. »Breit, schnell, instabil – Strom.« »So könnte man es auch sehen. Wie auch immer. Der Patient hatte aber nicht nur eine Sepsis, sondern auch einen Schlaganfall. Ob das jetzt ▶ *septische Embolien* waren oder das Ganze einfach nur ein Zufall ist – man weiß es nicht. Aber das könnte der Grund gewesen sein, warum der Patient schon am Anfang bewusstlos war.« »Das klingt wirklich kompliziert«, stimmte ihm Maren zu. »Ich hatte bei dem Einsatz auch die ganze Zeit so ein Gefühl, dass ich etwas übersehen hatte«, sagte Markus. »Da waren die Schmerztabletten im Bad. Er musste wohl schon länger Bauchschmerzen gehabt haben. Dann hat er die ganze Zeit Ibuprofen genommen. Das war das Schlechteste, was er machen konnte. Ich hätte den Patienten einfach etwas genauer untersuchen müssen. Dann wäre mir der harte Bauch gleich aufgefallen.« »Im Nachhinein ist man immer schlauer.« Die Tür ging auf und eine Schwester kam herein. »Es gibt Arbeit. 2 Notärzte sind da. Kommt einer von euch zur Übergabe?« Maren und Markus standen auf. »Was gibt es denn?«, fragte Markus. »Einmal Bauchschmerzen und einmal hoher Blutdruck. Nichts Besonderes«, antwortete die Schwester. »Nichts Besonderes?«, fragte Maren und lachte. »Das werden wir ja sehen.«

3.2 Faktencheck

- **Bewusstlosigkeit**

Das Meldebild des Notarzteinsatzes von Markus Bergmann lautet »Unklare Bewusstlosigkeit«. Er versucht sich die Differentialdiagnosen der **Bewusstlosigkeit** ins Gedächtnis zu rufen. Das ist zunächst einmal alles, was sich im Bereich des Schädels lokalisieren lässt: Ein Schädel-Hirn-Trauma, eine Hirnblutung, ein Schlaganfall oder epileptischer Anfall, eine Meningitis/Enzephalitis oder auch psychiatrische Erkrankungen.

Der Patient hat einen erniedrigten Blutzuckerspiegel. Deshalb vermutet Markus zunächst, dass die Hypoglykämie die Ursache der Bewusstlosigkeit ist. Aber wie sich bald herausstellt, handelt es sich nur um ein Begleitsymptom. Weiterhin kommen als endokrinologisch/metabolische Ursachen in Betracht: Elektrolytentgleisungen, ein hepatisches oder urämisches Koma, eine thyreotoxische Krise und Myxödem-Koma, Hypophysenvorderlappen- und Nebennierenrinden-insuffizienz.

Vielleicht hat unser Patient eine Intoxikation, zum Beispiel mit Alkohol? Als Folge davon könnte es zum Unterzucker gekommen sein. Oder die Herzrhythmusstörung hat zu einem Sauerstoffmangel im Gehirn geführt und dadurch ist er jetzt bewusstlos? Akute Erkrankungen von Herz oder Lunge können eine zerebrale

Hypoxie hervorrufen. Und schließlich kann auch wie im vorliegenden Fall – eher selten – eine septische Enzephalopathie die Bewusstlosigkeit verursachen.

Zur Beschreibung der Bewusstlosigkeit reicht es, sich auf die Begriffe »bewusstseinsklar«, »bewusstseineinsgetrübt« und »bewusstlos« zu beschränken. Die Glasgow-Coma-Scale (GCS) liefert eine Einteilung anhand der Kriterien »Augenöffnen«, »verbale Reaktion« und »motorische Reaktion«. Bei unserem Patienten dürfte der Wert deutlich unter 8 von 15 möglichen Punkten liegen. Da würde nicht nur der Anästhesist an eine Intubation denken.

▪ Hypoglykämie

Zunächst stellt Markus fest, dass der Patient eine **Hypoglykämie** hat. Er ist erleichtert, denn wenn dies die Ursache der Bewusstlosigkeit darstellt, kann er das Problem schnell lösen. »Zieht mir 2 Ampullen Glukose 40 % auf«, wendet er sich an einen der Sanitäter. In der Regel spritzt man 20 bis 40 ml Glukose 40 % und hängt dann eine Infusion mit 500 ml Glukose 5 % an. Alternativ bietet sich auch ein 1 mg Glukagon intramuskulär an (falls vorrätig). Dem wachen Patienten kann man auch Traubenzucker geben bzw., einen Obstsaft oder eine Cola trinken lassen.

Was kann die Ursache für den Unterzucker sein? Der häufigste Grund ist sicherlich die Überdosierung von Insulin bei einem Diabetiker. Möglicherweise hat der Patient auch andere blutzuckersenkende Medikamente eingenommen oder er hat längere Zeit einfach nichts mehr gegessen. Alkohol hemmt die Glukoneogenese. Wenn bei Alkoholexzessen keine Nahrung mehr aufgenommen wird, senkt das den Blutzucker noch weiter. Weitere Ursachen sind: Insulinome, bestimmte Tumorerkrankungen, Lebererkrankungen, Urämie bei Niereninsuffizienz, endokrinologische Ursachen wie Nebennieren- oder Hypophysenvorderlappeninsuffizienz oder Magenentleerungsstörungen.

Es gibt also einige Möglichkeiten – Markus Bergmann wird als Notarzt keine Zeit haben, das alles herauszufinden. Für ihn zählt zunächst nur das Symptom. Von einer Hypoglykämie spricht man bei einem Wert von etwa 50 mg/dl. Im vorliegenden Fall hat der Patient einfach länger nichts mehr gegessen. Außerdem besteht durch die Sepsis schon eine Leber- und Niereninsuffizienz.

■ **Intraossärer Zugang**

Doch bevor der Patient Glukose erhalten kann, braucht er erst einmal einen venösen Zugang. Das gestaltet sich schwierig. Schließlich wird Markus am Fußrücken fündig. Im Notfall findet sich am Hals eine Möglichkeit über die Vena jugularis externa. Das kann aber mit Komplikationen verbunden sein.

Mittlerweile gibt es die Möglichkeit einen **intraossären Zugang** zu legen. Dabei wird eine Spezialkanüle mithilfe eines Bohrers in das Knochenmark platziert. Die gängige Stelle dafür ist der obere innere Teil des Schienbeins, unterhalb der Tuberositas tibiae. Alternativen sind Oberarm, Oberschenkel und das Darmbein (Spina iliaca anterior superior).

■ **Herzrhythmusstörungen**

Unser Patient leidet aber nicht nur an Unterzucker. Markus Bergmann stellt fest, dass er eine ziemlich schnelle Herzfrequenz hat.

Er geht zunächst einmal von einer Herzrhythmusstörung aus, einer **ventrikulären Tachykardie**. Generell lassen sich Tachykardien in solche mit einem breiten und einem schmalen QRS-Komplex im EKG einteilen. Ob der Patient dazu einen stabilen oder einen instabilen Kreislauf hat, spielt für die Therapie eine wichtige Rolle. Ganz allgemein gilt: instabile Patienten bekommen eine elektrische **Kardioversion**. Die führt Markus auch sofort durch: 120 Joule mit dem **Defibrillator**. Weil der Patient einen regelmäßigen Rhythmus mit verbreiterten QRS-Komplexen hat, geht Markus von einer ventrikulären Tachykardie aus. Bei stabilen Patienten ist das Antiarrhythmikum Amiodaron das Mittel der Wahl. Ursachen sind zumeist eine koronare Herzerkrankung, ein Herzinfarkt oder angeborene Rhythmusstörungen.

Im Notarztwagen kommt es sogar noch zu **Kammerflimmern**. Der Patient erhält einen Stromstoß (200 Joule mit biphasischen Defibrillator, 360 bei monophasischen Defi). Das Kammerflimmern ist eine ventrikuläre Tachykardie mit einer Frequenz von mehr als 320 Schlägen pro Minute.

■ Beatmungsparameter

Nach der Defibrillation steht Markus vor der nächsten Herausforderung: Er hat den Patienten intubiert, nun muss er sich um die Einstellung der Beatmungsparameter kümmern. Er muss sich entscheiden zwischen IPPV, SIMV, ASB, PCV, CPAP und BIPAP.

IPPV steht für Intermittent Positive Pressure Ventilation. Das ist eine volumenkontrollierte Beatmung. Bei der maschinellen Beatmung unterscheidet man zwischen volumen- und druckkontrollierter Beatmung. Bei IPPV gibt die Maschine mit jedem Hub ein konstantes Atemvolumen mit variablen Beatmungsdrücken. Nach dem Ausatmen bleibt ein positiver Druck in den Atemwegen bestehen.

SIMV (Synchronized Intermittent Mandatory Ventilation) wäre jetzt nicht die passende Beatmungsform. Dabei kann der Patient zwischen den Beatmungshüben selbst atmen. Diese Form wird bei der Beatmungsentwöhnung, dem Weaning, eingesetzt.

Bei assistierter Spontanatmung (**ASB**, auch: ASV = Assistent Spontaneous Breathing) atmet der Patient selbst. Dabei unterstützt die Maschine die Atmung mit einem voreingestellten Druck.

PCV steht für Pressure Controlled Ventilation. Das ist eine reine druckkontrollierte Beatmung.

Bei **CPAP** (Continous Positive Airway Pressure) atmet der Patient selbst und wird dabei durch einen dauerhaften Überdruck unterstützt.

BIPAP steht für Biphasic Positive Airway Pressure. Das ist eine Form der druckkontrollierten Beatmung. Eine Spontanatmung des Patienten ist jederzeit möglich, die Atemzüge werden auf 2 verschiedenen Druckniveaus unterstützt.

Markus Bergmann entscheidet sich für IPPV. Er bestimmt ein **Atemminutenvolumen**, das ist das Produkt aus Atemfrequenz und Hubvolumen und einen **PEEP**. PEEP steht für Positive Endexpiratory Pressure und bedeutet, dass nach dem Ausatmen ein positiver Druck in den Atemwegen bestehen bleibt. Dadurch verbessert sich insgesamt die Versorgung der Lunge mit Sauerstoff und es entstehen weniger Atelektasen. Das sind Bereiche in der Lunge, in die gar kein Sauerstoff gelangt.

- **Pneumothorax**

Als Markus nach der Intubation auf einer Seite kein Atemgeräusch hört, überlegt er, ob sein Patient einen **Pneumothorax** erlitten hat. Durch das Einströmen von Luft in den Pleuraspalt kann es zum Kollaps einer Lunge kommen. Gefürchtet ist der Spannungspneumothorax, bei dem die Luft durch einen Ventilmechanimus zwar ein, aber nicht mehr ausströmen kann. So wird die Lunge komprimiert, wichtige Blutgefäße abgedrückt und der Blutdruck sackt ab – bis zum Herz-Kreislauf-Stillstand!

Ein Pneumothorax kann spontan ohne erkennbare Ursache auftreten (Spontanpneumothorax). Das betrifft häufig junge Männer und Raucher oder Patienten mit einer Überblähung der Lunge, einem Lungenempysem. Ein Trauma kann zu einem Pneumothorax führen. Eine Verletzung der Lunge kann aber auch durch ein Barotrauma, zum Beispiel beim Tauchen oder durch eine maschinelle Beatmung entstehen. Zum Glück hatte Markus den Tubus aber nur ein bisschen zu weit in die Luftröhre geschoben und den Patienten dadurch einseitig beatmet. Als er den Tubus ein Stück zurückzieht, ist zumindest dieses Problem behoben.

- **Akutes Abdomen**

Im Notarztwagen bemerkt Markus dann den brettharten Bauch seines Patienten. Er hat ein **akutes Abdomen** vor. Das ist eine lebensbedrohliche Erkrankung im Bauchraum, die sofort behandelt werden muss. Dazu muss man herausfinden, was die Ursache ist. Das kann eine Blinddarmentzündung sein, eine Divertikulitis, ein Darmverschluss, eine Perforation eines Organs, ein Trauma oder gynäkologische oder urologische Erkrankungen.

- **Schockraum**

Was genau das Problem des Patienten ist, wissen wir noch nicht, aber klar ist: der Mann ist kritisch krank. Deshalb fordert der Notarzt einen **Schockraum** an. Dorthin kann man nicht nur Patienten nach Verkehrsunfällen einliefern, sondern auch kritisch kranke Patienten, die zum Beispiel beatmet sind oder einfach eine schnelle Behandlung brauchen. Internistische Patienten werden auch direkt auf die Intensivstation oder in den Herzkatheter gebracht. Das ist in den Krankenhäusern unterschiedlich geregelt. Im Schockraum kümmert sich ein Team aus Ärzten verschiedener Fachrichtungen um den Patienten. Meistens sind ein Anästhesist, ein Internist oder ein Unfallchirurg und ein Radiologe anwesend. Die Leitung übernimmt der **Trauma-Leader**. Das ist oft der Arzt mit der meisten Erfahrung. Er steuert den Ablauf und trifft mit dem Team zusammen die Entscheidungen. Im Schockraum kann man neben den Akutmaßnahmen gleich die Diagnostik wie eine Computertomographie oder Röntgen-Untersuchungen durchführen, ebenso wie Sonographie, Blutentnahme und EKG.

▪ Schockformen

Markus erkennt, dass sein Patienten einen Schock erlitten hat. Welche Formen eines Schocks gibt es? Das sind der hypovolämische, der kardiogene, der anaphylaktische, der septische und der neurogene Schock. Durch eine Störung der Durchblutung werden lebenswichtige Organe nicht mehr ausreichend mit Sauerstoff versorgt. Das führt zu Mangelzuständen im Gewebe, was wiederum weitere Schäden hervorruft. Ein Teufelskreis beginnt. Aufgrund der Tachykardie vermutet Markus Bergmann zunächst einen **kardiogenen Schock**. Der kann außer durch Herzrhythmusstörungen häufig durch ein Pumpversagen zum Beispiel im Rahmen eines Herzinfarktes entstehen. Beim kardiogenen Schock liegt der systolische Blutdruck mehr als 30 Minuten unter 90 mmHg, außerdem ist der Herzindex, ein Wert zur Beurteilung der Herzleistung, erniedrigt. Eine andere Ursache für einen Schock muss ausgeschlossen sein. Die Therapie besteht in der Beseitigung der Ursachen, bei einem Herzinfarkt der Durchführung eines Herzkatheters. Herz-Kreislauf-Unterstützungssysteme (»assist devices«) wie zum Beispiel eine »Life-Bridge« müssen frühzeitig eingesetzt werden.

▪ Focused assessed transthoracic echocardiography

Um einschätzen zu können, ob bei dem Patienten ein kardiogener Schock vorliegt, möchte Markus jetzt eine Ultraschalluntersuchung des Herzens durchführen. Eine gute Möglichkeit, um die Pumpleistung des Herzens zu beurteilen, ist die Echokardiographie. In der Notfallmedizin heisst das **FATE** (focused assessed transthoracic echocardiography) oder FEEL (focussed echocardiography in advanced life support). Dabei geht es um eine schnelle Beurteilung der Pumpleistung des Herzens, außerdem um den Nachweis einer möglichen Rechtsherzbelastung (zum

Beispiel bei einer Lungenembolie), größerer Herzklappendefekte, eines Einrisses von einem Gefäß oder eines Perikardergusses.

- **Perikarderguss**

Ein **Perikarderguss** ist eine Flüssigkeitsansammlung im Herzbeutel. Bei einem Herzinfarkt kann dies durch das Einreißen der Herzwand entstehen. Andere mögliche Ursachen sind Verletzungen, Nierenversagen, Entzündungen durch bestimmte Viren oder Bakterien und Tumor-Erkrankungen.

- **Sepsis**

Im Laufe unseres Falles stellt sich heraus, dass es bei dem Patienten zu einer anderen Form des Schocks gekommen ist, dem **septischen Schock.** Zur Erinnerung: Bei einer **Sepsis** besteht eine Infektion, es sind mindestens 2 der 4 SIRS-Kriterien erfüllt. Das sind eine erhöhte oder erniedrigte Körpertemperatur, schnellere Herz- und Atemfrequenz und Anstieg oder Abfall der weißen Blutkörperchen. Bei einer schweren Sepsis fallen zusätzlich einzelne Organsysteme aus. Wenn sich der systolische Blutdruck trotz Volumengabe nicht über 90 mmHg anheben lässt und der Patient kreislaufunterstützende Medikamente braucht, dann ist das ein septischer Schock. Daran versterben über die Hälfte der Patienten! Das ist ein Wettlauf mit der Zeit, jede Minute zählt. Was ist die Ursache der Entzündung? Der Entzündungsherd, zum Beispiel ein Abszess, muss entfernt werden und der Patient braucht so schnell wie möglich das richtige Antibiotikum. Dazu gibt es die »early-goal-directed-therapy« – das heißt eine frühzeitige Therapie in den ersten 6 Stunden, die sich im Einzelnen auf folgende Richtwerte stützt: mittlerer arterieller Druck mehr als 65 mmHg, zentraler Venendruck 8 bis 12 mmHg, zentralvenöse Sättigung mehr als 70 %, fallende Laktatwerte und Urinausscheidung mehr als 0,5 ml/kg. Für die schnelle Therapie mit dem richtigen Antibiotikum gibt es die sogenannte Tarragona-Strategie: Welche Risikofaktoren hat der Patient? Ist er auf bestimmte Keime resistent? Welche Keime gibt es im Krankenhaus? Das Antibiotikum muss so früh, breit und zielgerichtet wie möglich verabreicht und eine schnelle Entfernung des Entzündungsherdes angestrebt werden:

» Look at your patient. Listen to your hospital. Hit hard and early.
Get to the point. Focus, focus, focus.

- ### Disseminierte intravasale Gerinnung

Durch die Sepsis ist es bei unserem Patienten bereits zu einer **DIC – disseminierten intravasalen Gerinnung** gekommen. Durch die Entzündung wird das Gerinnungssystem zu stark aktiviert. In den Gefäßen bilden sich kleine Blutgerinnsel, sogenannte Mikrothromben. Dabei werden Blutplättchen und Gerinnungsfaktoren verbraucht. Die stehen jetzt nicht mehr für eine ausreichende Blutgerinnung zur Verfügung. Das wird als Verbrauchskoagulopahie bezeichnet. Im Körper entstehen unstillbare Blutungen, ein tödlicher Kreislauf. Außer bei einer Sepsis oder einem Schock kann dies durch Komplikationen bei der Geburt, bei bestimmten Operationen, der Auflösung roter Blutkörperchen, bestimmten Giftstoffen und Tumoren auftreten.

Wie Notarzt Markus Bergmann im Schockraum vorschlägt, kann man zur Behandlung **Fresh Frozen Plasma (FFP)** geben oder Thrombozytenkonzentrate.

- ### FAST-Sono

Was aber ist die Ursache für die Entzündung im Körper unseres Patienten? Wir erfahren es erst im Schockraum:

Im **FAST-Sono** findet sich freie Flüssigkeit. FAST steht für Focused Abdominal Sonography for Trauma. Damit ist eine notfallmäßige sonographische Untersuchung des Bauchraums gemeint, zum Beispiel im Schockraum. Es geht vor allem darum, ob sich bei dem Patient freie Flüssigkeit im Bauchraum finden lässt.

- ### Aszites und Peritonitis

Eine Punktion bestätigt den sonographischen Befund – **Aszites**. Die Flüssigkeitsansammlung in der Bauchhöhle kann bei bakterieller Bauchfellentzündung auftreten, außerdem bei Tumor-, Leber-, und Herzerkrankungen, bei Bauchspeicheldrüsenentzündungen oder bei Eiweißmangel. In der Computertomographie sehen die Ärzte dann ein perforiertes Magenulkus. Dies hat zu einer **Vier-Quadranten-Peritonitis** geführt, also einer Bauchfellentzündung, die sich über den gesamten Bauchraum ausdehnt.

- **Septische Embolie**

Als wäre das nicht genug, hat der Patient auch einen Schlaganfall erlitten. In der Computertomographie des Schädels findet sich eine frische Embolie. Das kann verschiedene Ursachen haben. Möglicherweise hat der Schock zu einer verminderten Durchblutung im Gehirn und so zum Schlaganfall geführt. Vielleicht kam es auch im Rahmen der Intubation oder durch das Kammerflimmern zu einem Abfall des Blutdrucks und so zu einer Abnahme des Blutflusses im Gehirn. Schock und Sepsis könnten zu einer Bildung von Blutgerinnseln im Herzen geführt haben. Über die Blutbahn gelangten die Gerinnsel ins Gehirn und verursachten den Schlaganfall. Eine **septische Embolie** durch eine zusätzlich Endokarditis wäre eine weitere Möglichkeit. Die Ursache hierfür kann auch in den nachfolgenden Tagen auf der Intensivstation nicht geklärt werden.

- **Hypertensive Entgleisung**

Während Markus als Notarzt im Einsatz ist, ist Dr. Maren Schneider in der Notaufnahme mit einem scheinbar leichten Fall beschäftigt: Ihr Patient hat eine **hypertensive Entgleisung**. Für die Ärztin fast schon Routine, doch dem Patienten geht es zunehmend schlechter. Ein kritischer Blutdruckanstieg mit lebensgefährlichen Folgen durch Organschäden ist ein hypertensiver Notfall (»hypertensive emergency«). Es kann zu einer Hirnblutung kommen, einem Herzinfarkt, Gefäßeinrissen und einem Linksherzversagen mit Lungenödem. Bei der hypertensiven Krise (»hypertensive urgency«) besteht keine Lebensgefahr. Die Blutdruckgrenzen liegen bei etwa bei 220 zu 120 mmHg. Warnsymptome sind Kopf- und Brustschmerzen, Schwindel, Nasenbluten und Übelkeit.

In unserem Fall bekommt der Patient immer schlechter Luft. Er hat durch die Blutdruckentgleisung ein Lungenödem – ein hypertensiver Notfall. Weil es keine Betten auf der Intensivstation gibt, muss die Ärztin den Patienten weiter in der Notaufnahme behandeln. Sie gibt ihm Sauerstoff, mehrere Hübe Nitroglycerin, spritzt Antihypertensiva und lagert den Oberkörper hoch. Doch es tritt keine Besserung ein.

▪ Brustschmerzen

Nun klagt der Patient auch über Brustschmerzen. Das kann im Rahmen des hypertensiven Notfalls auftreten. **Chest pain** kann aber noch viele andere Ursachen haben. Für Brustschmerzen gibt es kardiale Ursachen wie Angina pectoris, Herzinfarkt oder Herzmuskelentzündung. Man sollte aber auch an eine Aortendissektion denken. Erkrankungen der Lunge wie Lungenembolie, Pneumothorax, Pneumonie und Brustfellentzündungen können Brustschmerzen auslösen. Außerdem Beschwerden wie Sodbrennen, ein Ulkus, ein Ösophagusspasmus, eine Bauchspeicheldrüsenentzündung oder Gallensteine. Manche Patienten, die mit Brustschmerzen einen Arzt aufsuchen, haben muskuloskeletale Beschwerden wie eine Interkostalneuralgie, ein HWS- oder ein BWS-Syndrom oder sie haben einen Herpes zoster. Und andere leiden an einer psychosomatischen Erkrankung.

▪ ABCDE-Regel

Mittlerweile bekommt der Patient in der Notaufnahme immer schlechter Luft. Schließlich muss ihn die Ärztin intubieren. Sie versucht in der Notfallsituation geordnet und Schritt für Schritt vorzugehen. Dabei hilft ihr die **ABCDE-Regel**. Hierbei handelt es sich ursprünglich um ein Schema zur Versorgung von Polytrauma-Patienten. Es kann aber bei jedem Notfall gut angewendet werden.

- A steht für »Airway maintenance with cervical spine protection«. Die Ärztin überprüft, ob die Atemwege des Patienten frei sind. Eine Verletzung der Halswirbelsäule ist in diesem Fall nicht das Problem.
- B steht für »Breathing and ventilation«. Bei der Beurteilung der Beatmung untersucht man den Brustkorb, hört die Lunge ab. Wie ist die Atemfrequenz? Liegt ein Pneumothorax vor?
- Das C steht für »Circulation with hemorrhage control«. Man misst den Blutdruck, beurteilt die Hautfarbe des Patienten. Besteht eine Tachykardie? Bei einem Polytrauma würde es jetzt um die Versorgung einer größeren Blutung gehen.
- Das D steht für »Disability«. Dabei geht es um den Bewusstseinszustand des Patienten. Gibt es neurologische Ausfälle? In unserem kann Fall geht es um »Differentialdiagnosen«. Was ist die Ursache für die Symptome des Patienten?
- E steht für »Exposure/Environmental« und würde beim Polytrauma bedeuten, den Patienten für die komplette Untersuchung vollständig zu entkleiden. Man muss darauf achten dass er dabei nicht auskühlt.

Die Notaufnahme-Ärztin stellt fest, dass ihr Patient vor allem ein »B-Problem«, nämlich eine Beatmungsproblem, hat.

- **Lungenödem**

Durch ein **Lungenödem** ist seine Atmung erschwert. Es ist wichtig zu unterscheiden, um welche Art eines Lungenödems es sich handelt. Durch den hohen Blutdruck kommt es bei unserem Patienten zu einer Linksherzbelastung. Das hat zu einem Lungenödem geführt, es handelt sich also um ein **kardiogenes Lungenödem**. Andere Ursachen können eine dekompensierte Herzinsuffizienz, ein Myokardinfarkt, Herzrhythmusstörungen oder Erkrankungen der Herzklappen sein. Ein nicht-kardiales Lungenödem kann durch eine Schädigung der Lunge entstehen, zum Beispiel durch ein akutes Lungenversagen (ARDS) oder das Einatmen von Giftstoffen. Außerdem können Vergiftungen, zum Beispiel durch Heroin, oder schwere allergische Reaktionen ein Lungenödem auslösen.

Im Röntgenbild des Patienten sieht man sogenannte **Kerley-Linien**. Das sind zarte Linien, die durch verbreitete Alveolarsepten entstehen. Als »cuffing« bezeichnet man verdickte Bronchialwände, die sich im Bild abzeichnen. »Cuffing« tritt auch bei vielen anderen Lungenerkrankungen, wie zum Beispiel einer Pneumonie auf. Die Lungengefäße wirken beim Ödem auf dem Röntgenbild unscharf und verdickt, wie überhaupt das ganze Bild etwas unscharf wirkt. Das wird auch als »milchglasartig« bezeichnet.

- **Pleuraerguss**

Es hat sich bereits Wasser im Raum zwischen Lunge und Brustfell gesammelt. **Pleuraergüsse** treten häufig bei einer Herzinsuffizienz auf. Außerdem kommen sie bei Tumorerkrankungen vor, bei Entzündungen, zum Beispiel durch eine Pneumonie, bei rheumatischen Erkrankungen oder einer Leberzirrhose.

- **Propofol**

Mittlerweile ist der Patient beatmet. Während sich die Ärztin Gedanken über die Ursache seiner Erkrankung macht, fängt der Patient plötzlich an zu würgen. »Wo ist hier das **Propofol**?«, ruft sie. Die Narkose ist nicht tief genug, der Patient wird wach.

Propofol ist ein gängiges Hypnotikum für eine Narkose. Es verursacht eine tiefe Bewusstlosigkeit. Die Wirkungsdauer liegt zwischen 3 bis 10 Minuten. Wichtige Nebenwirkung ist ein oft starker Blutdruckabfall. Propofol wirkt nicht schmerzlindernd.

■ **BGA, Alkalose und Azidose**

Nach Vertiefung der Narkose hat die Ärztin wieder etwas Zeit gewonnen und sieht sich nach dem Röntgenbild noch einmal die **Blutgasanalyse** genauer an. Der pH-Wert liegt normalerweise zwischen 7,37 und 7,45. Wenn der Wert zu hoch ist, handelt es sich um eine Alkalose. Wenn er zu niedrig ist, heißt das Azidose. Der CO_2-Wert sollte zwischen 32 bis 35 mmHg und das Bikarbonat bei 21 bis 26 mmol/l liegen.

Wenn der Patient hyperventiliert, atmet er vermehrt Kohlendioxid ab. Das führt zur **Alkalose** und heißt deshalb respiratorische Alkalose. Oft liegt es daran, dass der Patient aufgeregt ist und Angst hat (Hyperventilation). Er kann aber auch Atemnot haben oder Schmerzen, schwanger sein, Drogen genommen oder sogar eine Sepsis haben.

Hat ein Patient zum Beispiel eine schwere Lungenentzündung oder ein akutes Lungenversagen, führt das zu einer respiratorischen Insuffizienz. Dann funktioniert der Gasaustausch in den Lungenbläschen nicht mehr und es kommt zu einer respiratorisch bedingten Azidose.

Bei einem entgleisten Blutzucker mit absolutem Insulinmangel kommt es zur Bildung von Ketonkörpern im Blut. Man spricht dann von einer diabetischen Ketoazidose. Dabei häufen sich saure Bestandteile im Blut an und das führt zu einer metabolischen Azidose. Weitere Ursachen hierfür sind die Bildung von Laktat bei Sauerstoffmangel, die Einnahme bestimmter Medikamente, Vergiftungen und Nierenversagen.

Die Ärztin in unserem Fall stellt in der Blutgasanalyse eine **metabolische Alkalose** fest. Diese kann durch Medikamente wie Diuretika entstehen. Häufiges Erbrechen führt über den Verlust von Magensäure zu einem Übergewicht der Basen und somit zur Alkalose. Eine weitere Ursache ist eine Überproduktion des Hormons Aldosteron, was als Hyperaldosteronismus bezeichnet wird. Dadurch scheidet der Körper vermehrt saure Bestandteile aus.

- **Conn-Syndrom**

In unserem Fall hat der Patient zusätzlich einen Kaliummangel. In der Verbindung mit dem erhöhten Blutdruck kommt die Ärztin nun auf die richtige Fährte. Sie hat den Verdacht, dass im Körper des Patienten zu viel Aldosteron gebildet wird. Das passiert meistens durch eine Hyperplasie der Nebenniere oder einem **Nebennierenadenom**, denn dort, in der Nebennierenrinde, wird das Hormon gebildet. Dann handelt es sich um einen primären Hyperaldosteronismus, das sogenannte **Conn-Syndrom**. Das haben immerhin 5 bis 10 % aller Patienten mit einem Bluthochdruck. Das Conn-Syndrom ist somit die häufigste Ursache einer sekundären Hypertonie. Wenn der Verdacht auf ein Conn-Syndrom besteht, kann man durch einen Test den Hormongehalt im Blut bestimmen. Diese Möglichkeit hat die Ärztin in unserem Fall in der Notaufnahme natürlich nicht. Aber mithilfe einer Computertomographie gelingt es ihr, ein Adenom an der Nebennierenrinde des Patienten zu entdecken. Das ist natürlich auch mit einer Kernspin-Untersuchung möglich, die aber meist nicht so schnell verfügbar ist. So schafft sie es, noch kurz bevor sie den Patienten in ein anderes Krankenhaus verlegen muss, den Fall zu lösen.

Und jetzt?

In diesen beiden Fällen befinden sich die Ärzte in schwierigen Situationen.
Sie können nicht auf die vollen Ressourcen in der Klinik zurückgreifen.
Bei dem Notarzteinsatz handelt es sich nicht »nur« um einen Patienten mit Unterzuckerung. Und auch die zunächst vermutete Diagnose eines kardiogenen Schocks lässt sich nicht bestätigen. Aber wer hätte schon zu Beginn eine Sepsis vermutet? So zeigt sich, dass man seine Arbeitsdiagnose immer wieder überdenken muss.
Und auch die Ärztin in der Notaufnahme hat es mit einem sehr komplexen Fall zu tun. Eine erst einmal als harmlos betrachtete Blutdruckentgleisung entpuppt sich als Lungenödem. Dem Ganzen liegt eine metabolische Störung zugrunde. Und dann gibt es auch noch kein Bett auf der Intensivstation. Das wird immer wieder mal vorkommen. Gut, wenn man dann nicht die Nerven verliert. Die beiden Ärzte machen das Beste aus der Situation und am Ende geht es für alle gut aus. Im nächsten Fall wird eine Ärztin aus dem Team selbst zum Patienten. Sie erkennt nicht, dass sie in Lebensgefahr schwebt. Werden die Kollegen ihr noch rechtzeitig helfen können?

Keine Luft

Marian C. Poetzsch

M.C. Poetzsch, *Spannende Fälle aus der Akutmedizin*,
DOI 10.1007/978-3-662-46607-0_4, © Springer-Verlag Berlin Heidelberg 2015

4.1   Der Fall

- **Intensivstation, Dienstag, 10:00 h**

Irgendwie fühlte Karla Becker sich nicht gut. Vor 2 Tagen hatte sie schon einmal leichte Bauchschmerzen gehabt. Sie hatte es auf Zigaretten und Stress zurückgeführt, eine leichte Gastritis eben, und die Schmerzen erfolgreich ignoriert. Aber heute tat es wieder weh. Der Säureblocker, den sie sich selbst verordnet hatte, schien nicht zu helfen. Es war ein unangenehmes Ziehen, das sich nun in den unteren Bauchbereich verlagert hatte. Sie konnte es nicht genau lokalisieren, aber sie meinte es eher auf der rechten Seite zu spüren. »Ist Ihr Blinddarm noch drinnen?«, hörte sie die Ärztin in ihr fragen. Bis jetzt war Karla medizinisch ein unbeschriebenes Blatt. Keine Vorerkrankungen, keine Operationen, keine Medikamente, keine Allergien. Immerhin ein paar Risikofaktoren: Rauchen, Stress, Schlafmangel und schlechtes Essen. Sie hatte sich für einen Moment in das Arztzimmer zurückgezogen und sich dort auf das Sofa gelegt. Sie fuhr mit der Hand vom Bauchnabel nach rechts unten – waren dort nicht irgendwo die typischen Schmerzpunkte bei einer ▶ *Blinddarmentzündung*? Sie drückte mit der Faust in ihre linke Bauchseite – das war nicht gerade angenehm – und zog die Faust schnell zurück. ▶ *Loslassschmerz*? In diesem Moment öffnete sich die Tür des Arztzimmers. Schwester Gabriele warf ihr einen sehr kritischen Blick zu, Karla schoss hoch. »Was ist los?« »Ich störe Sie nur ungern, Frau Becker, aber wir brauchen noch Anordnungen für den neuen Patienten.« In der Nacht hatte es auf der Intensivstation einen Zugang gegeben: ein 60-jähriger Mann, fast jugendlich für den Altersdurchschnitt dort. Er hatte vor ein paar Tagen einen Herzinfarkt gehabt und einen Stent bekommen. Auf der Station im Krankenhaus war er in der Nacht leblos aufgefunden worden. Im Herzkatheter zeigte sich: sein Stent hatte sich verschlossen. Jetzt lag er auf der Intensivstation. Sein Körper war auf 32 Grad heruntergekühlt, um die Schädigung durch den Sauerstoffmangel zu reduzieren. Sein Kreislauf war erstaunlich stabil, aber niemand wusste, wie lange sein Herz schon nicht mehr geschlagen hatte, bis sie ihn gefunden hatten. Karla seufzte. »Der Blutdruck ist weiterhin in Ordnung?« Gabriele nickte. »Dann erst mal kein Dopamin-Perfusor. Und die Kühlung läuft natürlich weiter. Nach Schema. Ich komme gleich.« Als Schwester Gabriele die Türe endlich wieder geschlossen hatte, musste sich Karla wieder hinlegen. Ihr Bauch schmerzte erneut und nun war ihr auch noch leicht übel. Immerhin – eine Schwangerschaft war ausgeschlossen. Von nichts kommt nichts, dachte Karla. Vielleicht sollte sie nachher doch einmal in der

Notaufnahme vorbeischauen, um sich Blut abnehmen zu lassen. Aber zuvor musste sie sich noch um ihren Patienten kümmern.

Sie spülte eine Schmerztablette mit einem guten Schluck kalten Kaffees herunter und machte sich wieder an die Arbeit. Die Schmerzen würden bestimmt wieder vergehen.

- **Notaufnahme, 12:00 h**

2 Stunden später saß Karla im Arztzimmer der Notaufnahme. Maren saß ihr gegenüber und legte ihr gerade den Stauschlauch an. »Ich finde, du siehst wirklich ein bisschen krank aus.« Karla schüttelte den Kopf. »Vielleicht sollte ich mich gesünder ernähren. Ich glaube, ich habe einfach einen übersäuerten Magen.« »Ich weiß nicht, wo dein Magen ist, aber hast du nicht was von Schmerzen im rechten Unterbauch gesagt. Wir wissen beide was da ist.« »Ist gut, Frau Doktor. Darum sitze ich hier.« »Nur leider bin ich kein Hausarzt und kann dich nicht krankschreiben, liebe Karla. Aber ich vermute mal, das würdest du auch nicht zulassen.« Karla nickte. »Nur über meine Leiche. Ich gehe nachher noch mal auf die Intensivstation. Wir haben da einen Patienten aus dem Haus bekommen mit einem Stent-Verschluss nach einem Herzinfarkt. Zustand nach Reanimation. Er wird jetzt gekühlt, ▶ *therapeutische Hypothermie*. Ich muss noch mit den Angehörigen reden. Das wird bestimmt kein schönes Gespräch.« »Wird er nicht mehr aufwachen?« »Gut, dass du mich schon mal auf diese Frage vorbereitest. Wie war das noch mal? Man soll nicht um den heißen Brei herum reden? Verständliche Wortwahl. Seine NSE liegt bei 100 Mikrogramm pro Liter.« »Sehr gut«, sagte Maren..« ▶ *Neuronenspezifische Enolase* – das werden die Angehörigen bestimmt verstehen. Immerhin verstehe ich, dass dein Patient eine schlechte Prognose hat.« »Das sehe ich auch so. Oder wie mein früherer Oberarzt immer gesagt hat: Wenn hier ein Tsunami wäre, wüsste ich schon, wo ich abschalte.« Maren brachte nicht mehr als ein schiefes Grinsen zustande. Vor allem, wenn sie an ihre Zeit auf der Intensivstation dachte, die ihr noch bevorstand. Karla verzog plötzlich das Gesicht. »Vielen Dank für deine Empathie, aber ich habe gerade einfach Bauchschmerzen.« »Das ist wahrscheinlich psychosomatisch. Möchtest du mit mir über deine Kindheit reden oder möchtest du ein paar Tabletten?« »Ich nehme die Pillen. Über meine Kindheit können wir gerne sprechen, wenn die Schmerzen weg sind.« »So etwas tut immer weh, aber ich beuge mich deinem Wunsch.« Maren ging zum Schrank und entnahm die Schmerztabletten. Dazu reichte sie Karla ein Glas Wasser. »Irgendwelche Allergien?« Doch Karla hatte schon die ganze Handvoll mit

einem Schluck herunter gespült. Dann stand sie auf. »Ich muss dann mal.« »Und du bist sicher, dass du wieder arbeiten kannst?«, fragte Maren. Doch diese Frage hätte sie sich auch sparen können. Karla war schon auf dem Weg auf die Intensivstation. Maren sah ihr besorgt nach. Sie hörte sie auf dem Gang zweimal Husten. Das musste an den Zigaretten liegen. Unverbesserlich, diese Ärzte.

4

- **Intensivstation, 15:00 h**

» Sie spürte ein Stechen.

Karla hatte zunächst nur mit der Tochter des Patienten im Arztzimmer gesprochen. Dann war sie mit ihr und dem Ehemann gemeinsam zum Bett des Patienten gegangen. Karla versuchte nachzuvollziehen, wie es ihr in dieser Situation gehen würde. Glücklicherweise hatte sie so etwas persönlich noch nicht erlebt. Doch den eigenen Vater so hilflos und abhängig von Geräten daliegen zu sehen, mit der Ungewissheit, ob er überhaupt wieder aufwachen würde, stellte sie sich schrecklich vor. Sie erinnerte sich an das Gefühl der Hilflosigkeit, dass sie oft verspürt hatte, als sie noch auf der Station für neurologische Frührehabilitation gearbeitet hatte. Das war damals in einem anderen Krankenhaus gewesen, als sie noch Neurologin werden wollte. Seitdem hatte sich einiges verändert. Dort hatte ihre Aufgabe vor allem aus endlosen Blutabnahme-Runden bestanden. Meist war sie auf sich allein gestellt gewesen. Die Mehrzahl der Patienten war älter als ihre Großmutter, konnte nicht sprechen und hatte einen Blasenkatheter. Wenn sie sich durch die Visite gekämpft hatte, blieb oft keine Zeit mehr für Fragen. Und wen hätte sie auch fragen sollen? Der Oberarzt musste gleichzeitig die Notaufnahme und eine weitere Station betreuen, mehr gab der neue Stellenschlüssel nicht mehr her. Als sie die Ausschreibung für die Stelle in der Inneren Medizin für Intensivmedizin gesehen hatte, war ihr klar gewesen, dass sie eine Veränderung brauchte. So hatte sie sich in dem anderen Krankenhaus beworben und war hier auf der Intensivstation gelandet. Sie hatte es nicht bereut. Nur der Geruch war der gleiche, es roch nach Krankheit. Doch das war ihr Beruf. »Bekommt er denn etwas mit?«, riss sie plötzlich eine Stimme aus ihren Gedanken. Es war die Tochter ihres Patienten. Karla erklärte ihr, dass er nicht wach war und sicherlich keine Schmerzen hatte. Es würde ihm aber bestimmt helfen, wenn sie ihn berühren würden, mit ihm sprechen. Die Angehörige war nicht alleine gekommen. Ihr Mann versuchte die Situation für sich erträglicher zu machen, indem er Karla genau befragte, was die einzelnen Messwerte bedeuteten. Sie erklärte alles geduldig. Da musste sie plötzlich husten. Dabei spürte sie ein Stechen in der rechten Brust. Sie hatte noch keine Zigarette geraucht. Es hatte ihr einfach nicht geschmeckt. Nachdem sie wieder frei durchatmen konnte, wandte sie sich an die Angehörigen: »Wenn ich Ihnen sonst noch helfen kann, ich bin im Arztzimmer. Sie können jederzeit zu mir kommen.« Die Tochter schüttelte den Kopf. »Wir würden gerne morgen wiederkommen. Wenn Ihnen das recht ist.« »Natürlich. Gerne.« »Können Sie uns anrufen, wenn…« Die Stimme versagte. »Natürlich rufe ich Sie an«, sagte Karla. »Sobald sich irgendetwas ändert, sage ich Ihnen Bescheid. Das verspreche ich.« »Vielen Dank.« Das Paar machte sich auf den Weg zum Ausgang. Dann drehte sich der Mann noch einmal um: »Vielen Dank auch und… Gute Besserung.« Dann gingen die beiden nach draußen. Karla überlegte: Warum hatte er ihr gute Besserung gewünscht? Sie hatte doch nur ein bisschen gehustet. Was für eine seltsame Art doch manche Angehörige hatten, mit ihren Ängsten umzugehen. Sie würde es nicht persönlich nehmen. Sie ging wieder ins Arztzimmer, um noch einen kurzen Verlaufsbericht zu schreiben. Wieder hatte sie Bauchschmerzen, sie waren aber schwächer. Die Tabletten hatten offensichtlich geholfen. Als sie sich gerade in einen Befund vertieft hatte, klingelte das Telefon. Etwas ungehalten hob Karla ab. Sie hasste es, beim Nachdenken gestört zu werden. »Ja?« »Da ist eine Ärztin von der Notaufnahme dran. Ich lege auf.«, sagte einer der Schwestern. »Hallo Karla. Ich bin's, Maren. Ich habe gerade deine Blutwerte gesehen. Hast du nicht darauf geschaut?« »Das habe ich ganz vergessen. Und? Bin ich eine Simulantin?«, fragte Karla. »Nicht so ganz, würde ich sagen. Du hast eine ▶ Leukozytose und dein ▶ CRP-Wert ist schon deutlich erhöht.« Karla klickte den Laborbefund an. Tatsächlich. Was hatte das zu bedeuten? »Ich gehe jetzt nach Hause«, sagte Maren. »Aber wenn du willst, rufe ich noch kurz in der Sonographie an. Die können dich bestimmt noch drannehmen.« »Also, ich weiß nicht. Ich fühle mich eigentlich schon besser und wollte auch gerade nach Hause.« »Um ehrlich zu sein, habe ich bereits im Sono angerufen. Sie warten auf dich.« Karla spürte wieder kurz ein Ziehen im Bauch. »Also gut, wenn du meinst, dann gehe ich kurz runter. Vielen Dank.« »Kein Ursache. Das macht mindestens Intensivbett für den nächsten GOMER aus der Notaufnahme.« »Du verlangst verdammt viel«, sagte Karla. Schließlich machte sie sich auf den Weg zur Untersuchung. Bestimmt würde nichts Auffälliges herauskommen.

■ Sonographie, 16:00 h

Der Arzt, der sie untersuchte, ein älterer Kollege aus der Gastroenterologie, bedachte sie mit einem prüfenden Blick. »Sonographisch kann ich nichts Auffälliges feststellen.« Dann knipste er das Licht an. Karla wischte sich hektisch das glitschige Ultraschallgel vom Bauch. »Aber wenn ich sie so ansehe…« »Ich weiß«, unterbrach ihn Karla. »Sie sind nicht der Erste, der mir heute sagt, dass ich schlecht aussehe.« »So würde ich das jetzt nicht formulieren, aber ich würde Ihnen schon empfehlen, dass Sie hierbleiben.« »Hier im Krankenhaus?« Karla lachte. »Niemals.« »Wissen Sie, den Blinddarm sonographisch zu beurteilen, ist nicht so einfach«, setzte der Gastroenterologe noch einmal an. »Gut, ich sehe keine freie Flüssigkeit, die Darmwände scheinen nicht verdickt. Aber schließlich zählt ja doch das Beschwerdebild. Das würde Ihnen auch jeder Chirurg sagen.« »Und mich noch gleich heute auf den Tisch legen. Ich bin nämlich privat versichert.« »Das erhöht womöglich die Wahrscheinlichkeit. Aber trotzdem: Druckschmerz im rechten Unterbauch und erhöhte Entzündungswerte… das spricht doch alles für eine ► *Appendizitis*. Überlegen Sie es sich noch einmal. Ich könnte einen Kollegen aus der Chirurgie anrufen.« »Nein, das ist nett von Ihnen«, wiegelte Karla ab. »Aber ich fahre nach Hause. Zur allgemeinen Beruhigung kann ich ja ein Antibiotikum nehmen. Und Schmerzmittel habe ich auch daheim. Mehr passiert hier auch nicht.« »Wie Sie meinen. Wir können auch morgen gerne noch einmal den Verlauf kontrollieren.« »Das ist sehr nett von Ihnen. Ich habe morgen Frühdienst, dann kann ich ja danach zu Ihnen kommen.« »Sie wollen doch nicht etwa morgen arbeiten?« »Warum denn nicht? Sie wissen doch: Ärzte sind unsterblich.« »Wo arbeiten Sie, haben Sie gesagt? Auf der Intensivstation?« Karla wollte antworten, doch wieder musste sie husten. Der Kollege fuhr fort: »Mit den erhöhten Entzündungszeichen?« Karla räusperte sich. »Ich kann mich ja morgen immer noch krank melden, wenn es nicht besser wird. Vielen Dank noch mal für Ihre Hilfe.« Sie sprang auf und zog sich ihre Jacke an. »Sehen Sie, es geht schon viel besser. Die heilende Kraft des Ultraschalls.« Der Kollege lachte nicht. Nachdenklich sah er ihr nach. Er hatte kein gutes Gefühl bei der Sache.

■ **Karla Becker, 18:00 h**

» Was war nur mit ihr los?

Zuhause angekommen machte sich Karla einen Tee und legte sich auf das Sofa. Lustlos blätterte sie durch das Ärzteblatt, aber irgendwie konnte sie keinen klaren Gedanken fassen. Wieder einmal fiel ihr auf, wie leer es eigentlich in ihrer Wohnung war. Sie schaltete den Fernseher an. Sie konnte sich nicht erinnern, wann sie dies das letzte Mal getan hatte. Aber auch hier gelang es ihr nicht, sich zu konzentrieren. Die schnellen Bilder überforderten sie und schon bald hatte sie Kopfschmerzen. Sie schob es auf das schlechte Programm und schaltete das Gerät wieder aus. Sie war unruhig. Sie nahm den Brief von »Ärzte ohne Grenzen«. Es war ein Antwortschreiben auf ihre Anfrage für einen Auslandseinsatz. Wollte sie immer noch weg? Sie überflog wieder und wieder die Zeilen, doch die Buchstaben schienen vor ihren Augen zu verschwimmen. Was war nur mit ihr los? Immerhin hatten sich die Bauchschmerzen gebessert. Aber jetzt hatte sie Kopfschmerzen. Der verdammte Fernseher. Sie rappelte sich auf und holte sich noch eine Schmerztablette. Dann wickelte sie sich in ihre Decke und schlief fast unmittelbar auf der Couch ein. Nachts hatte sie schlechte Träume. Immer wieder wachte sie auf. Am Morgen stellte sie fest, dass sie ziemlich durchgeschwitzt war. Sie musste wohl Fieber gehabt haben. Wie in Trance ging sie in die Dusche. Dabei wurde ihr mehrmals schlecht und sie hatte das Gefühl, sie würde fast umkippen. Sie überlegte, ihre Mutter oder eine Freundin anzurufen. Aber die würden sich nur unnötig Sorgen machen. Dann machte sie sich auf den Weg ins Krankenhaus. Etwas anderes fiel ihr nicht ein.

■ **Notaufnahme, Mittwoch, 9:00 h**

» Irgendwie passte hier gar nichts zusammen.

Maren fluchte. Es war doch immer das Gleiche. Stress in der Früh, Stress in der Kinderkrippe, Stress in der Arbeit. Wenn der Frühdienst schon mit einer Übergabe begann, bei der ihr der Kollege aus dem Nachtdienst bei jedem zweiten Patienten sagte: »Da müsst ihr noch einmal draufschauen.«, dann war der Stress schon vorprogrammiert. »Ich hatte keine Lust mehr, mich darum zu kümmern«, hätte es wohl besser getroffen. Sie konnte es ja verstehen. Ihre Motivation sank nachts auch minütlich. Aber sie hasste es, wenn sie morgens die Lasten der Nacht abarbeiten musste. Hoffentlich würde sich der Oberarzt um ein paar der Patienten kümmern, auch wenn er nicht gerade für seine Arbeitswut bekannt war. Maren unternahm einen neuen Versuch, die Kanüle in die Vene der älteren Dame zu schieben. Die Haut war so dünn, dass sie bei jeder Berührung aufzureißen drohte. Jedes Gefäß schien mindestens schon zehnmal punktiert worden zu sein. Die Dame hatte jede erdenkliche Erkrankung, nahm 20 verschiedene Tabletten. Die Einweisung des Arztes aus dem Pflegeheim lautete:»Unklare Verschlechterung des Allgemeinzustands.« Wohl eher ein schlechter Witz, dachte Maren. Der Kollege hätte auch einfach »GOMER« auf den Einweisungsschein schreiben können, »mit der Bitte um weitere Betreuung.« Schließlich gelang es Maren, der Dame ein paar Tropfen Blut abzunehmen. Und jetzt freute sie sich auf eine große Tasse Kaffee. Sie hatte heute Morgen schon wieder zu wenig Zeit gehabt. Dafür hasste sie ihren Mann. Er stand spät auf und verließ dann blitzartig das Haus. Aber immer gelang es ihm, noch schnell einen Espresso zu trinken. Wenn er ihr morgen keinen Kaffee ans Bett bringen würde, dann würde sie sich scheiden lassen. Dann fiel ihr ein, dass ihr Mann ja morgen wieder auf Geschäftsreise war, und dass sie überhaupt das ärmste Wesen auf diesem Planeten war. Abgesehen vielleicht von der Patientin, die vor ihr lag. Da tippte ihr jemand auf die Schulter. »Was ist denn schon wieder?«, fragte sie genervt. Dann erschrak sie. Karla Becker stand vor ihr. »Karla«, sagte Maren. »Ich habe schon viel gesehen, aber dein Anblick erschreckt selbst so hartgesottene Notfallmediziner wie mich.« Karla hustete, Schweiß stand auf ihrer Stirn. »Mir geht es tatsächlich nicht so gut heute. Ich dachte, vielleicht nehmt ihr mir noch mal Blut ab, bevor ich zur Arbeit gehe.« »In die Arbeit?«, fragte Maren entsetzt. »Ich glaube, du tickst nicht mehr ganz richtig. Hast du Fieberträume? Du legst dich jetzt sofort hier auf die Liege und dann versorgen wir dich. Du siehst wirklich nicht nach Arbeit aus.« Maren führte sie zu einer Untersuchungsliege. Fast widerstandslos legte sich Karla dort hin. »Aber ich muss doch…« »Du musst dich jetzt behandeln lassen. Ich verzichte dafür auf meinen Kaffee.« Sie nahm ihrer Kollegin Blut ab. »Frank?«, rief sie. »Ich brauche dich. Jetzt und hier.« Sie untersuchte ihre Kollegin ausführlich. »Der Bauch ist weich. Aber die Lunge klingt nicht ganz in Ordnung.« Pfleger Frank kam hinzu. »Da bist du ja endlich. Kannst du hier mal die Vitalzeichen bestimmen?« »Dein Wunsch ist mir Befehl.« Er zögerte. » Ist das nicht – oder sollte ich besser sagen: war das nicht die Ärztin von der Intensivstation? Sieht echt krank aus. Oder war das Bier schlecht?« »Sehr witzig«, krächzte Karla erschöpft. »Na also, geht doch«, sagte er und hielt ihr das Fieberthermometer ans Ohr. »38,8 Grad.« »Das nenne ich Fieber«, sagte Maren. »Du hast eben studiert«, sagte Frank. Dann maß er den Blutdruck. »90 zu 60 – wie nennst du das jetzt?« »Ich würde es als niedrig umschreiben. Manche sagen dazu auch Hypotonie.« »Was du alles weißt. Soll ich ihr mal eine Infusion dranhängen?« »Ich kann trinken«, versuchte es Karla. »Häng ihr eine Infusion dran und dann noch was zum Fiebersenken«, sagte Maren. Dann wandte sie sich wieder an Karla. »Hast du irgendwelche Allergien?« »Nicht, das ich wüsste.« »Ich nehme dir noch Blutkulturen ab und gebe dir ein Antibiotikum. Dann sollten wir ein Röntgenbild machen. Hast du noch Bauchschmerzen?« »Die sind besser geworden. Aber mein Kopf tut mir weh.« Nachdem Maren sie noch einmal ausführlich untersucht und das Antibiotikum aufgeschrieben hatte, gönnte sie sich eine kurze Pause. Außer den Geräuschen auf der Lunge hatte sie körperlich nichts Auffälliges feststellen können. Irgendwie passte hier gar nichts zusammen. Schließlich meldete sie eine Röntgen-Untersuchung an und kümmerte sich um die weiteren Patienten.

■ **Notaufnahme, 13:00 h**

Die Zeit war wie im Flug vergangen. Karla war schon länger von der Untersuchung zurück. Möglicherweise eine ▶ Pneumonie – »fragliches Infiltrat auf der rechten Seite«, hieß es im Befund des Röntgen-Thorax. Immerhin etwas. Gut, dass sie ihr schon das ▶Penicillin gegeben hatte. Maren sah sich die Blutwerte an. Die Leukozyten waren deutlich, das CRP nur leicht erhöht. Sie hatten Karla trotz ihrer Proteste mittlerweile in ein Bett gelegt. Als Maren das Zimmer betrat, saß sie wie ein trotziges Kind darin und blickte sie herausfordernd an. »Und? Kann ich arbeiten?« Maren schüttelte den Kopf. »Wie es aussieht hast du eine Lungenentzündung.« Karla sah schon etwas besser aus, fand Maren. Das Fieber war heruntergegangen, sie hatte wieder etwas Farbe im Gesicht. »Dann betrachte ich es mal von der positiven Seite: immerhin keine Blinddarmentzündung. Ich muss nicht operiert werden.« »So könnte man es auch sehen. Die Frage ist nur: Warum hast du überhaupt eine Lungenentzündung? Du warst nicht im Ausland, oder?« Karla schüttelte den Kopf. »Ich habe keine chronischen Erkrankungen und war in keinem billigen Hotel, in dem ich einen Schluck Legionellen auf Eis getrunken habe. Und nein – ich hatte auch in letzter Zeit keinen ungeschützten Geschlechtsverkehr. Ich hatte überhaupt…« Karla wurde durch einen Hustenanfall unterbrochen. »Wir würden dich gerne stationär aufnehmen…«, sagte Maren. Karla schüttelte den Kopf. »Mein ▶ CRB-Score ist nicht mal 1.« Maren fuhr fort: »…aber es gibt ohnehin keine Betten im Haus. Deshalb behalten wir dich hier in der Notaufnahme auf der Überwachungsstation.« Damit schien Karla eher einverstanden. Wahrscheinlich hoffte sie, am nächsten Morgen ohne große Schwierigkeiten nach Hause gehen zu können. Oder direkt zur Arbeit auf die Intensivstation. In gewisser Weise sollte sie damit Recht behalten.

- **Notaufnahme, 22:00 h**

》 Sie hat eine schlechte Sättigung.

Als Markus Bergmann seinen Nachtdienst begann, war es ruhig in der Notaufnahme. Die Patienten in den Untersuchungszimmern waren versorgt und würden noch auf die Stationen verlegt werden. Auf der Überwachungsstation lagen nur ein paar stabile Patienten. Auch von ihrer »VIP-Patientin« Karla Becker hatte Markus bislang noch nichts gehört. Er hatte von seinem Kollegen aus dem Spätdienst eine ausführliche Übergabe bekommen. Vorhin hatte er einmal einen Blick in das Zimmer geworfen – Karla hatte bereits geschlafen. Die Vitalzeichen waren in Ordnung, Temperatur 38 Grad. Er hatte noch eine Infusion und etwas zum Fiebersenken aufgeschrieben. Bevor er sich eine Ruhepause gönnen konnte, waren auch schon wieder Patienten eingetroffen. Es war das Übliche: Der Rettungsdienst brachte in kurzer Folge einmal männlich, 29 Jahre, betrunken und einmal weiblich 28 Jahre, betrunken. Außerdem noch einige »Fußgänger« mit Brustschmerzen, Halsschmerzen oder starken Schmerzen am ganzen Körper seit vielen Jahren. Markus seufzte. Er versuchte sich um alle mit der gleichen Sorgfalt zu kümmern. Seit er einmal eine Hirnblutung bei einem »Betrunkenen« übersehen hatte, war er besonders vorsichtig. Er arbeitete nun schon seit vielen Jahren in der Notaufnahme. So lange, dass er sich eigentlich gar nichts anderes mehr vorstellen konnte. Er verstand sich mit den meisten aus dem Team, war akzeptiert, er hatte eine spannende Arbeit... würgende Laute rissen ihn aus seinen Gedanken. Die junge Frau, die auf der Toilette einer Disco aufgefunden worden war, erbrach sich auf den Boden. Er ging zu ihr, brachte sie in stabile Seitenlage. Dabei trat er mit dem Fuß in eine Lache Erbrochenes, rutschte fast darin aus und überlegte, dass er wirklich bald den Absprung aus der Notaufnahme schaffen musste. Außerdem war er in den letzten Jahren lärmempfindlicher geworden. Das Gebimmel der Alarme ging ihm zunehmend auf die Nerven. Jetzt läutete es schon wieder die ganze Zeit. Es war wohl einer der Monitore von der Überwachungsstation. Die Schwester würde sich schon darum kümmern. Die Sättigung eines Patienten war auf unter 90 % gefallen. Bestimmt war der Fingersensor am Finger des Patienten verrutscht. Markus verließ den Behandlungsraum und setzte sich ins Arztzimmer. Er brauchte für einen Moment Ruhe. Dann fiel ihm ein, dass er nur einen Patienten auf der Überwachungsstation hatte: seine Kollegin Karla Becker. Vielleicht sollte er doch einmal nach dem Rechten sehen? In diesem Moment ging die Tür auf. Die Nachtschwester kam herein. »Markus, kannst du mal nach der Karla sehen? Sie hat eine schlechte Sättigung.« »Das wollte ich gerade tun«, antwortete Markus und machte sich auf den Weg. Als er in Karlas Zimmer stand, breiteten sich Sorgenfalten auf seiner Stirn aus. Karla atmete etwas schneller als normal, Schweiß stand auf ihrer Stirn. Das Pulsoxymeter zeigte auf dem Monitor eine Sättigung von 89 % an. Markus langte auf ihre Stirn. »Fühlt sich ganz schön heiß an. Kannst du noch mal messen?«, wandte er sich an die Schwester. »Und Sauerstoff bitte.« Er schüttelte seine Kollegin. »Karla?« Sie öffnete die Augen. »Was ist denn schon wieder?« »Geht es dir gut?« »Es geht schon. Bin ziemlich müde. Alles OK?« »Schlaf weiter«, sagte Markus. »Wir wollen dir nur ein bisschen Sauerstoff geben.« Karla nickte und schloss wieder die Augen. Sie hatte eine Temperatur von 39 Grad und ihr Herz schlug mit gut 100 Schlägen pro Minute. Die Sättigung stieg mit Sauerstoff auf 94 % an. Der Blutdruck betrug 100 zu 80 mmHg. Markus machte das Fieber für die Herzfrequenz verantwortlich und ordnete noch eine Infusion und ein fiebersenkendes Medikament an. Dann kümmerte er sich wieder um die anderen Patienten. Er hatte kein gutes Gefühl, aber schließlich war Karla in einem stabilen Zustand. Was hätte er sonst tun sollen? Als er das nächste Mal den Alarm registrierte, machte er sich jedoch sofort auf den Weg zu seiner Patientin. Die Schwester war gerade bei ihr. Die Sättigung war trotz Sauerstoff wieder gefallen. Karla atmete schnell und flach. »Karla! Was ist los?« »Alles gut«, keuchte sie. »Muss nur schneller atmen.« Markus sagte zur Schwester: »Mach ihr die Maske drauf und dreh sie voll auf.« Dann hörte er Karla ab. Er hörte auf beiden Seiten ein Knistern. Ihr Herz schlug jetzt mit gut 110 Schlägen pro Minute, eine Sinustachykardie, wie Markus auf dem Monitor sehen konnte. Die 10 Liter Sauerstoff hatten mittlerweile ihre Wirkung getan, die Sättigung lag fast wieder im normalen Bereich. Für den Moment schien das Problem gelöst, aber Markus war klar, dass er etwas tun musste. Er rief auf der Intensivstation an und erkundigte sich, ob ein Bett frei wäre. Natürlich waren alle Betten belegt, aber der junge Kollege, den er aufgeweckt hatte, sicherte ihm ein »Notbett« zu. Markus einigte sich mit ihm darauf, dass sie es noch einmal hier unten probieren würden. Er sah sich noch einmal Karlas Laborwerte an. Vor allem die Leukozyten waren erhöht. Dann ging er im Kopf noch einmal die ▶ *SIRS-Kriterien* durch: Karlas war tachykard, sie hatte Fieber, sie atmete vermutlich mit mehr als 20 Atemzügen pro Minute und sie hatte eine Leukozytose. Alle Kriterien waren erfüllt. Im Röntgenbild sah man eine beginnende Pneumonie. Das war der Entzündungsfokus. Somit bestand eine ▶ *Sepsis*. So einfach war das. Markus rief im Labor an und forderte den ▶ *Procalcitonin*-Wert nach. Dann wurde er zu einem anderen Notfall gerufen. Eine Stunde später ging es Karla immer schlechter. Ihr Herz schlug noch schneller, die Sauerstoffsättigung fiel und der Blutdruck lag trotz der Infusion knapp unter 90. Markus musste sich korrigieren: Es bestand eine ▶ *schwere Sepsis*. Karla brauchte ein Bett auf der Intensivstation. Er erklärte Karla kurz, dass er sie zur Sicherheit auf die Überwachungsstation verlegen würde. Um zu wissen, dass sie so schnell wie möglich eine intensive Therapie benötigte, brauchte er keinen ▶ *ATS-Score*.

Dann lief Markus zum Telefon. Der Kollege konnte nicht viel entgegnen, als Markus in knappen Worten die Situation schilderte und das Gespräch mit den Worten beendete: »Wir machen uns jetzt auf den Weg.« Markus schnappte sich den Notfall-Rucksack, dann fuhren sie mit dem Bett los.

■ **Intensivstation, Donnerstag, 1:00 h nachts**

» Wir versuchen es mit der NIV.

Hermann Klasen hatte heute zusammen mit Frederik Hagen Nachtdienst. Eigentlich war er mit seinen gut 40 Jahren zu alt für Nachtdienste. Aber er war ein Nachtmensch. Gerade hatte er einen interessanten Artikel über neue Blutgerinnungsfaktoren gelesen. Gleichzeitig hatte er versucht an einer Internetauktion für eine Sammlung von Jazz-Platten teilzunehmen. Das Angebot näherte sich der letzten Minute, da klopfte es an der Tür und Frederik Hagen kam ungefragt in das Arztzimmer. Hagen verkleinerte schnell die Internetseite und sah seinen Kollegen missmutig an. »Wir bekommen einen Zugang«, sagte der. »Es handelt sich um unsere Kollegin Karla Becker.« Klasen setzte sich auf. »Sie hat doch gar keinen Dienst heute.« »Sie bringt auch keinen Patienten. Sie ist der Patient.« Klasen sprang auf. Er wollte gerade weitere Fragen stellen, da hörte er auch schon, wie sich die Tür zur Intensivstation öffnete. Sie liefen aus dem Arztzimmer und trafen auf ihren Kollegen Markus Bergmann, der mit einer Krankenschwester zusammen ein Bett hereinschob. Darin lag Karla Becker. Ihr Gesicht war unter einer Sauerstoffmaske verborgen. Sie atmete flach und schnell. »Bereitet die Maschine vor«, sagte er. »Was ist passiert?« Markus schilderte seinen Kollegen in knappen Worten die Situation. »Warum habt ihr mich nicht früher angerufen?«, fragte Klasen dazwischen. »Ich habe vor ein paar Stunden mit Frederik telefoniert«, Klasen warf ihm einen erstaunten Blick zu, »aber da war es noch weitgehend in Ordnung. Ich hätte nie gedacht, dass sie sich so schnell verschlechtert.« In der Zwischenzeit waren das Bett und die Beatmungsmaschine vorbereitet. »Wir versuchen es mit der ▶ *NIV-*

Beatmung«, sagte Klasen. Dann hoben sie Karla in das Intensivbett hinüber. Pfleger Heinrich passte ihr die große, fest sitzende Sauerstoffmaske auf das Gesicht an. Karla machte Anstalten sich zu wehren. »5 mg Morphin«, sagte Klasen. Markus Bergmann redete beruhigend auf sie ein. Nachdem sie sie endlich etwas sediert hatten, konnten sie mit der ▶ *nicht-invasiven Beatmung* beginnen. Die Sauerstoffsättigung stieg rasch an. So konnten sie ihr in Ruhe einen weiteren venösen und einen arteriellen Zugang legen. Markus hoffte, dass momentan nicht allzu viel los war in der Notaufnahme. Aber das hier ging eindeutig vor. Frederik Hagen nahm noch Blutkulturen ab. Klasen kümmerte sich um die Beatmungseinstellung. Schließlich überließen sie ihre Kollegin für eine Weile den Pflegekräften und setzten sich kurz im Arztzimmer zusammen. »Also gehen wir es einmal zusammen durch«, sagte Klasen und legte einen Bogen Papier auf das Klemmbrett. Er legte den Kugelschreiber zur Seite, bevor er ihn ganz abgekaut hatte, und schob sich stattdessen einen Kaugummi in den Mund. »Vor 2 Tagen hatte sie Bauchschmerzen. Und zwar wo?« »Rechter Unterbauch«, entgegnete Markus. »Und bisher haben wir ein unauffälliges Ultraschall. Welches Symptom kam dann dazu?« »Die Bauchschmerzen haben sich etwas gebessert, dann Fieber… wobei… das hatte sie auch schon zu Beginn. Dann fing sie an zu husten…« »Wann?« »So ab heute Morgen, schätze ich. Als Maren sie heute Morgen in der Notaufnahme gesehen hat, da sah sie schon ungesund aus. Sie hat sich aber mit Flüssigkeit und Antibiose ganz gut gefangen.« »Verstehe, und jetzt steht sie plötzlich kurz vor der Intubation.« Markus wurde ärgerlich. »Willst du mir damit irgendetwas unterstellen?« »Nein, gar nicht«, sagte Klasen, »ich stelle nur den sehr raschen Verlauf der Krankheit fest.« Dann betrachtete er den Zettel mit den Werten der ▶ *Blutgasanalyse*. »Und wenn ich mir die Werte der BGA ansehe, dann sehe ich da eine ▶ *Hypoxämie* und eine ▶ *respiratorische Azidose* «. Markus nickte und sagte: »Im Röntgenbild hat sie auf der rechten Seite eine beginnende Pneumonie. Die Betonung liegt auf beginnend.« Klasen öffnete im Computer das Röntgenbild. Dann klickte er die Laborbefunde an. »Das Procalcitonin…« »…habe ich nachgefordert«, fiel ihm Markus ins Wort. »Und es ist verdammt hoch. Ob das wirklich nur die Lunge ist?« »Das frage ich mich auch gerade«, sagte Klasen. »Wir werden die Antibiose erweitern.« Er wandte sich an Frederik Hagen, der bisher noch gar nichts gesagt hatte. »Was würdest du tun?« Hagen wirkte eingeschüchtert, ihn schien aber auch die Situation zu belasten. Er arbeitete oft mit Karla auf der Intensivstation zusammen. Erst vor wenigen Tagen hatte ihm Karla vorgeworfen, nicht richtig bei der Sache zu sein. Sie hatten sich gestritten. Jetzt war sie hier als Patientin. »Also?« »Ich würde noch ein paar Laborwerte bestimmen…. Chlamydien und Mykoplasmen. Außerdem im Urin ein Pneumokokken- und Legionellen-Schnelltest.«»Gut, das machen wir.« Klasen machte sich auf seinem Zettel ein paar Notizen. »Am besten wir machen gleich noch ein paar weitere Tests auf virale Erreger und wie sieht es eigentlich mit ihrem Sexualleben aus? Weiß da jemand etwas drüber?« Die beiden jüngeren Kollegen sahen betreten zu Boden. »HIV machen wir auch noch mit. Man weiß nie.«»Abstriche?«, fragte Hagen. »Genau. Wir brauchen einen Influenza-Abstrich, Sputum und eine Urinkultur. Weiß jemand, ob sie irgendwelche Krankheiten hat?« Niemand antwortete. »War sie im Ausland?« Man einigte sich darauf, dass eigentlich niemand wusste, wie es in Karlas Privatleben aussah. »Aber halt«, sagte Klasen. »Ich habe eine Idee. Wir könnten mit ihr sprechen. Bei den ganzen Intubierten hier, vergesse ich das manchmal. Das werde ich gleich tun, nachdem ich das alles hier ausgearbeitet habe.« Markus verabschiedete sich, er wurde wieder in der Notaufnahme gebraucht. Er warf noch mal einen Blick auf seine Kollegin. Sei schien friedlich zu schlafen.

▪ Karla Becker, Intensivstation, nachts

»   Sie spürte, wie die Luft in sie hineingedrückt wurde.

Karla wachte auf, als ihr die Röntgenplatte unter den Rücken geschoben wurde. Es musste spät in der Nacht sein. Sie war sehr benebelt, das musste wohl an dem Morphin liegen, das sie ihr gegeben hatten. Sie schwitzte unter der Sauerstoffmaske. Als die Röntgenassistentin gegangen war, versuchte sie die Maske etwas zu lockern. Sofort gab das Beatmungsgerät Alarm. Pfleger Heinrich erschien und ehe sie protestieren konnte, hatte er ihr schon wieder etwas gespritzt. Sie fühlte sich unendlich schwer und sank in ihre Kissen. Sie hatte das Gefühl, sie würde in ein tiefes Loch fallen. Sie öffnete noch einmal die Augen. Rechts neben ihr lag ein Patient. Die Pflegekräfte hatten vergessen, den Vorhang zuzuziehen. Der Patient wurde über einen Tubus beatmet. Sie konnte die Geräusche der beiden Beatmungsmaschinen kaum unterscheiden. Alles schien zu verschwimmen. Dann wurde ihr bewusst, wer neben ihr lag: es war ihr Patient. Sie hatte ihn bis vor kurzem selbst auf der Intensivstation behandelt. Hatte sie nicht vor 2 Tagen noch mit den Angehörigen gesprochen? Und jetzt lag sie selbst hier? Wer würde über sie sprechen? Würden sie ihre Eltern anrufen? Sie spürte, wie die Luft in sie hineingedrückt wurde. Trotzdem schien es nicht zu reichen. Es war sehr unangenehm. Doch dann flutete wieder Benommenheit über sie hinweg. Sie hörte auf, sich gegen die Maschine zu wehren. Es war, als würde sie von einer Welle weggespült werden.

■ **Intensivstation, 4:00 nachts**

Noch etwas später sah sich Klasen Karlas zweite Röntgenaufnahme an. Das Infiltrat auf der rechten Seite hatte zugenommen und war nun gut zu erkennen. Auch auf der linken Seite bestand bereits ein positives ▶ *Bronchopneumogramm*. Zusammen mit dem plötzlichen Beginn hatte das nichts Gutes zu bedeuten. Morgen würden sie eine Computertomographie brauchen. Am besten auch gleich vom Bauch. Er überlegte, ob er Karla einen zentralen Venenzugang legen sollte, sah dafür aber momentan keinen Anlass. Sie hatte 2 ausreichende periphere Zugänge. Er ging an ihr Bett und entnahm dem arteriellen Zugang eine Blutprobe für die ▶ *Blutgasanalyse*. Trotz des Sauerstoffgehaltes von 50 % war Karlas arterieller Sauerstoffwert leicht erniedrigt. Ihr pH lag gerade im Normbereich. Klasen beschloss, noch abzuwarten. Für den Moment konnte er nicht mehr tun. Er ging noch einmal die Kurven der anderen Patienten durch. Karlas Bettnachbar hatte eine schlechtere Prognose. Sein NSE-Wert war weiter angestiegen, wahrscheinlich hatte er bereits ein Hirnödem. In den nächsten Tagen würden sie ein Schädel-CT und ein EEG machen. Das würde die Entscheidung für oder gegen eine anstehende Dialyse erleichtern. Klasen hatte nicht viel Hoffnung. Es war beileibe nicht das erste Mal, dass er einen Menschen sterben sah. Aber dieser sterbende Mensch lag nun in einem Bett neben seiner Kollegin. Vor wenigen Tagen war sie noch selbst hier neben ihm gestanden. Klasen fühlte sich selbst ganz zerbrechlich und elend. Er spürte, wie ihm wieder Säure aus dem Magen nach oben stieg. Und wenn er nun krank war und ein Magenulkus hatte? Oder gar ein Karzinom? Er sollte wirklich einmal die fällige Gastroskopie machen lassen. Dann schob er den Gedanken wieder beiseite. Er musste sich jetzt um seine Patienten kümmern.

■ **Intensivstation, 11:00 h**

Als Karla erwachte, wusste sie zunächst nicht, wo sie war. Mit Schrecken stellte sie fest, dass sich über ihrem ganzen Gesicht eine Maske befand. Ihr erster Impuls war, sich den Fremdkörper herunterzureißen. Dann stellte sie fest, dass dadurch Luft hineinströmte. Sie machte ein paar tiefe Atemzüge, dadurch ging es ihr etwas besser. Aber so tief sie auch Luft holte, es blieb ständig das Gefühl, dass zu wenig davon in ihren Lungen ankam. Als sie sich umsah, registrierte sie, dass sie sich auf der Intensivstation befand. Auf ihrer Intensivstation. Langsam wurden ihre Gedanken etwas klarer. Trotzdem konnte sie sich nicht mehr erinnern, wann sie hierhergekommen war. Sie betrachtete die Anzeigen auf ihrem Beatmungsgerät.

Es war eine Sauerstoffkonzentration von 50 % eingestellt. Wie hoch war wohl ihr arterieller Sauerstoffpartialdruck? Aber um davon ihren ▸ *Horovitz-Quotient* auszurechnen, war sie ohnehin weit entfernt. Auf dem Tisch neben ihrem Bett lag ein Klemmbrett, darauf waren bestimmt ihre Werte notiert. Sie wollte danach greifen, stellte aber fest, dass ihre Hand auf einer Armschiene festgeschnallt war. Sie musste sich ihrem Schicksal ergeben. In ihrem rechten Handgelenk steckte die arterielle Kanüle. Sie hatte nur einen Blutdruck von knapp 90 systolisch und auch ihre Sauerstoffsättigung war zu niedrig. Sie wunderte sich noch, warum die Werte so schlecht waren, und warum sie sich überhaupt hier befand, dann wurde sie wieder sehr müde. Sie spürte, dass sie außer Atem war. Dann driftete sie wieder weg. Etwas später, sie hatte ihr Zeitgefühl verloren, hörte sie Stimmen an ihrem Bett. »Ich weiß nicht, ob wir mit der nicht-invasiven Beatmung bei ihr hinkommen. Wir müssen ständig die Sauerstoffkonzentration erhöhen und auch vom inspiratorischen Druck haben wir nicht mehr viel Spielraum.« Die Stimme kam ihr bekannt vor. Eine andere sagte: »Ich würde es noch weiter versuchen. Hat jemand schon ihre Eltern angerufen?« Warum wollten sie ihre Eltern anrufen? Karla wollte es ihnen verbieten. Sie brauchte keine Hilfe. Aber sie hatte einfach nicht genug Luft, um zu protestieren. Die andere Stimme sagte: »Auf dem Röntgen von heute gibt es eine deutliche Verschlechterung. Bilaterale Infiltrate, verschlechterter Sauerstoffquotient. Wir steuern auf ein ▸ *ARDS* zu und das heißt…« Den Rest konnte sie nicht mehr verstehen. Hatten sie wirklich von einem ARDS gesprochen? Ein ▸ *acute respiratory distress syndrome*? War es das, was sie hatte? Karla stellte sich vor, wie das Blut einfach an ihren Alveolen vorbeiströmte. Das Blut strömte einfach an ihren Alveolen vorbei, ohne den kostbaren Sauerstoff aufzunehmen. Ihre Lungen füllten sich unaufhaltsam mit Wasser. Sie konnte nichts dagegen tun. Sie wollte trotzdem kämpfen. Sie versuchte, tiefe Atemzüge zu nehmen, das Leben in sich einzusaugen. Es war wie ein Dauerlauf, bei dem sie das Ende nicht absehen konnte. Sie sah zur Seite. Dort lag immer noch der Patient, den sie vor kurzem betreut hatte. Würde er wieder aufwachen? Jetzt war sie selbst ein Patient und genauso auf die Hilfe der Ärzte angewiesen. Dabei wollte sie doch auf niemanden angewiesen sein. Aber sie konnte nichts dagegen tun. Dann verlor sie erneut das Bewusstsein.

■ **Intensivstation, 23:00 h**

» Wir müssen intubieren.

Klasen klickte sich am Computer durch die bisherigen Befunde von Karla. Er hatte erneut Nachtdienst. Ein weiterer Tag war vergangen. Bislang waren alle Ergebnisse negativ. Kein Nachweis von Keimen in den Blutkulturen. Sie hatten sie bereits mehrfach abgenommen. Keine Legionellen, keine Pneumokokken. Auch im Trachealsekret – keine Keime. In der Serologie keine Viren. War es zu fassen? Da lag seine Kollegin Karla Becker auf der Intensivstation. Sie hatte ein ARDS und niemand wusste, warum. Was ihm noch fehlte, das war die Bronchoskopie. Und dazu war es nun höchste Zeit. Im Röntgenbild hatten sich die Infiltrate weiter ausgebreitet. Die nicht-invasive Beatmung gestaltete sich immer schwieriger. Er würde Karla intubieren müssen. Warum war das heute noch nicht passiert? Außerdem zeigten sich bereits Anzeichen von beginnendem Organversagen. Die Leberwerte waren angestiegen, die Ausscheidung war mehr als dürftig und Karla schien kaum mehr wahrzunehmen, was um sie herum vorging. Sie war verwirrt. Das konnte nicht nur am Morphin liegen. Der Blutdruck ließ sich ohne Katecholamine nicht mehr anheben. Klasen wusste, was das bedeutete: Die Wahrscheinlichkeit, an einem ▶ *septischen Schock* zu sterben, lag bei fast 50 %. Er würde noch einmal Blutkulturen abnehmen und dann die Antibiose umstellen, von sehr breit auf absolutes Maximum. Und dann konnte er nur noch das Beste hoffen. Aber vorher hatte er noch etwas anderes zu erledigen: Er griff zum Telefon und rief Karlas Eltern an. Obwohl es schon spät am Abend war, hatten sich Karlas Eltern sofort auf den Weg gemacht, als Klasen ihnen die Lage erklärt hatte. Er war kein Mann für Dramatik, aber hier schien es ihm absolut angebracht. Frau Spinoza – sie hatte den Namen ihres neuen Mannes angenommen – und Herr Becker saßen bei Herrmann Klasen im Arztzimmer. Er hatte ihnen gerade erklärt, dass ihre Tochter Karla künstlich beatmet werden musste, und dass sie wahrscheinlich für längere Zeit nicht bei Bewusstsein sein würde. »Aber ich verstehe nicht, was sie eigentlich hat«, sagte Karlas Mutter sichtlich aufgebracht. »Ich meine, Sie sagen, dass ihre Lunge nicht mehr arbeitet. Aber Sie haben keine Ahnung, was passiert sein könnte. Hat sie sich vielleicht mit irgendwelchen Keimen von Ihrer Intensivstation angesteckt. Ich habe ihr immer gesagt, dass sie vorsichtig sein sollte. Ach, wäre sie doch nie Ärztin geworden.« Sie schluchzte. Ihr Ex-Mann Rudolph Becker versuchte sie zu beruhigen, aber sie stieß seinen Arm weg. »Können wir noch einmal zu ihr bevor sie… bevor…« »Das wollte ich Ihnen gerade vorschlagen.« Kurz darauf standen die beiden vor Karlas Bett und hielten ihre Hand. Dabei wirkten sie fast, als wären sie ein Paar. Danach erklärte Klasen ihnen noch einmal ausführlich, um was es sich bei einem ARDS handelte. »Sie hat eine sehr schwere Infektion. Und auch, wenn wir noch nicht wissen, um welchen Keim es sich handelt, behandeln wir ihn mit sehr starken Medikamenten. Die Entzündung im Körper führt zu einer Schädigung der Lunge. Und hier ist insbesondere der Sauerstoffaustausch betroffen. Die Lungenbläschen können den Sauerstoff nicht mehr an die Blutgefäße abgeben. Das Blut strömt vorbei, ohne den Sauerstoff aufzunehmen In der Lunge sammelt sich Wasser an. Das kann sehr viel sein. Im schlimmsten Fall müssen wir das Blut in einem spezialisierten Zentrum von außen mit Sauerstoff anreichern. Das nennt man dann ▶ *ECMO - extrakorporale Membranoxygenierung.* Dabei wird Blut entnommen, mit Sauerstoff angereichert und dann wieder dem Körper zugeführt. So können wir den Lungenkreislauf umgehen. Aber das wäre die ultima ratio…« Frau Spinoza unterbrach ihn: »Sie mit Ihren Fachausdrücken. Ich möchte nur meine Tochter wiederhaben.« »Glauben Sie mir, wir tun alles, was wir können.« Jetzt hatte Klasen wieder eine Plattitüde von sich gegeben. Das passierte ihm immer, wenn er nicht mehr wusste, was er sagen wollte. »Ich denke, jetzt ist es Zeit…«, sagte Klasen. Die Eltern nickten und machten sich auf den Weg nach Hause. Klasen bereitete alles für die Intubation vor.

■ Intensivstation, Freitag, 16:00 h

Karla lag ruhig in ihrem Bett. Die Beatmungsmaschine pumpte kontinuierlich Atemhübe in ihre Lunge. Klasen hatte eigentlich nach den Nachtdiensten frei. Zuhause hatte er aber keine Ruhe gefunden. Schließlich hatte er es aufgegeben und sich auf den Weg zur Intensivstation gemacht. Natürlich ging ihm dieser Fall besonders nahe. Seine Kollegin Sabine Fischer war nicht erfreut, ihn in ihrem Spätdienst zu sehen. Sie hasste es, wenn sich jemand in ihre Arbeit einmischte. Er erfuhr von ihr, dass sich die Beatmung nicht leicht gestaltet hatte. Im CT-Thorax, das sie heute gemacht hatten, hatte sich die Diagnose eines akuten Lungenversagens bestätigt. Beide Lungenanteile waren entzündet, sie hatte ein ausgeprägtes Lungenödem. Im Bauch war kein bestimmter Fokus auszumachen, allenfalls »eine unspezifische Enteritis.« Klasen hatte sich die Bilder selbst noch einmal angeschaut. Eine Enteritis? Der Darm war der Motor der Sepsis, so hatte es ihm auch sein Oberarzt beigebracht. Aber tatsächlich war nicht mehr zu finden. Sabine Fischer hatte bei Karla mittlerweile ein ▶ *PICCO-System* angeschlossen. Die Messwerte bestätigten die Diagnose des ARDS: pulmonales Lungenödem, keine kardiale Ursache. Nun hatten sie alle 4 Kriterien zusammen: plötzlicher Beginn, beidseitige Infiltrate, Horovitz-Quotient kleiner 200 und Nachweis eines pulmonalen Lungenödems. Nur der Erreger war noch immer nicht bekannt. »Sabine, meinst du nicht, wir sollten bei Karla bald eine Bronchoskopie machen?«, fragte Klasen. Seine Kollegin blickte missmutig vom Computer hoch. »Du wirst es nicht glauben, lieber Kollege, aber auch das habe ich bereits getan. Ich schreibe hier gerade den Befund.« Sie las den Text ab: »Regelrechte Tubuslage. Schleimhaut entzündlich verändert. Wenig eitriges Endotrachealsekret entnommen. Zufrieden?« Klasen nickte. Er hoffte, das Sekret aus der Luftröhre würde endlich den Nachweis eines Keimes liefern. »Wie steht es mit der Beatmung?«, fragte er. Sabine Fischer schien kurz vor dem Explodieren. »Niedriges Atemzugvolumen, hoher PEEP, ▶ *protektive Beatmung* eben. Kann ich jetzt weiter arbeiten?« Klasen ließ nicht locker. »Trotzdem braucht sie eine ziemlich hohe Sauerstoffkonzentration für eine einigermaßen akzeptable Sättigung. Wie wäre es mit Relaxieren? Bauchlagerung?« »Wie du sicherlich weißt«, sagte Sabine Fischer, »hat sich in den meisten Studien gezeigt, dass die Patienten mit Bauchlagerung keinen Überlebensvorteil gegenüber den andern Patienten haben. Die Komplikationen überwiegen den Nutzen.« Klasen nickte. »Würde es dich stören, wenn ich noch einmal eine PICCO-Messung mache und den Noradrenalin-Perfusor an die Werte anpasse?« »Nein, mein lieber Kollege. Das würde mich überhaupt nicht stören. Mich würde es aber auch nicht stören, wenn du jetzt wieder nach Hause gehst und mich arbeiten lässt. Wenn mich nicht alles täuscht, hast du heute frei.« »OK, ich gehe nach Hause. Ruhigen Spätdienst noch. Wer ist denn heute Nacht da?« Sabine Fischer antwortete nicht mehr. Was konnte er jetzt noch tun? Vielleicht könnte er dem Kollegen vom Nachtdienst eine kleine Liste ins Fach legen? PICCO-Messungen, Beatmungseinstellungen, Empfehlungen für die Einstellungen der Katecholamine… Klasen sah sich noch einmal um. Karlas Bettnachbar hatte schlechtere Aussichten. Die Computertomographie hatte ein Hirnödem ergeben, das EEG hatte kaum Aktivitäten gezeigt. »Keine Dialyse. Er darf sterben. Aber so wollte er das auch nicht aufschreiben. Klasen hoffte, dass der junge Kollege in der Nacht zurechtkommen würde.

- ## Herrmann Klasen, Samstag, 1:00 h nachts

» Über allen Gipfeln ist Ruh?

Es war nach Mitternacht, aber Klasen konnte nicht schlafen. Trotz seiner Gastritis hatte er sich noch ein kühles Bier aufgemacht. Obwohl der Sommer fast vorbei war, waren die Nächte noch lau. Er saß auf dem Balkon und versuchte, nicht an seine

Arbeit zu denken. Es war still und nur ein kaum wahrnehmbarer Wind streifte sein Gesicht. Er betrachtete die Bäume in der Straße und musste dabei an das bekannte Gedicht von Goethe denken. Es endete mit den Worten: »Warte nur balde, ruhest du auch.« Ein Schauer lief ihm über den Rücken, dann ging er nach drinnen und wollte sich endlich hinlegen. Da klingelte das Telefon, fast hatte er damit gerechnet. »Ja?«, fragte er und hoffte, seine Stimme würde ein bisschen verschlafen klingen. Im Hintergrund hörte er den Alarmton der Beatmungsmaschine. Die Intensivstation. »Hallo. Hier ist Frederik Hagen. Ich habe ein Problem mit der Beatmung von Karla. Da geht nichts mehr rein. Den Hintergrund habe ich nicht erreicht. Ich weiß nicht, was soll ich machen?« Klasen sagte: »Hör sie ab. Hast du ein beidseitiges Atemgeräusch?« »Ja, das habe ich.« »Gut, ist die Relaxierung an?« »Nein, die hatten wir ja…« »Gib ihr einen Bolus und dann lass den Perfusor wieder laufen. Jetzt gibst du mir die Beatmungsparameter durch.« Hagen lieferte die gewünschten Informationen und Klasen sagte ihm, wie er die Einstellungen verändern sollte. »Dann machst du ein Röntgenbild«, fuhr er fort. »Auf welcher Seite liegt sie?« Frederik war kurz nicht mehr zu hören, dann kam er wieder ans Telefon. »Sie liegt auf dem Rücken.« »Dann dreht sie auf die Seite. Wenn das alles nicht hilft, dann ruf mich noch mal an. Nein, rufe mich auf jeden Fall in 15 Minuten noch mal an.« »Mache ich.« Klasen legte auf und ging ins Bad. Dann setzte er sich an den Tisch und nahm das Telefon in die Hand. Sollte er nicht lieber gleich hinfahren? Endlich läutete das Telefon erneut. »Es geht besser«, sagte Hagen. »Gleich nach dem Bolus und der Lagerung ist die Sättigung wieder nach oben gegangen. Ich habe die Beatmungsparameter so eingestellt, wie du gesagt hast. Jetzt ist alles wieder in Ordnung. Bitte sag dem Oberarzt nicht, dass ich dich angerufen habe:« »Ist schon in Ordnung. Noch einen ruhigen Dienst.« Klasen versuchte, wieder einzuschlafen, es gelang ihm kaum. Er konnte nicht sagen, dass er sich morgen auf seinen Spätdienst freute. Aber es war gut, dass er da sein würde.

- **Intensivstation, 16:00 h**

》 Wir bekommen keine Luft mehr hinein.

Am nächsten Tag gab es immer noch keine Ergebnisse. Keine der Proben hatte einen Befund erbracht. Es war wirklich zum Verzweifeln. Trotz der Umstellung der Antibiose waren Karlas Fieber und ihre Entzündungswerte im Blut noch weiter angestiegen. Das Röntgenbild von der Nacht zeigte noch einmal eine weitere Verschlechterung. Was sollten sie nur machen? Sollte Klasen seine Kollegin zur ECMO verlegen? Er beschloss, noch einen Tag abzuwarten und hoffte, die Antibiose würde endlich greifen. Sicherheitshalber informierte er die Kollegen aus der Uni-Klinik schon mal, dass sie vielleicht einen Patienten für sie hätten. Außerdem fiel ihm im Labor ein deutlich erhöhter CK-Wert auf. Konnte es sich um ein ▶ *Propofol-Infusionssyndrom* handeln? Die Nierenwerte waren angestiegen. Akutes Nierenversagen, vielleicht eine ▶ *Rhabdomyolyse*. Er würde ein anderes Hypnotikum verwenden. Auch die Leberwerte und das Bilirubin waren weiter angestiegen. ▶ *ICU-Jaundice*? Als Klasen gerade das Ultraschallgerät holen wollte, traf er auf Karlas Eltern. Sie standen an ihrem Bett »Und wie geht es ihr?«, fragte ihre Mutter aufgeregt. Was sollte er ihnen erzählen? Dass ihre Nieren nicht mehr arbeiteten? Sie waren wieder zu zweit gekommen. Karla hatte ihm einmal erzählt, seit sich ihre Mutter in einen jüngeren Mann aus Argentinien verliebt hatte, herrsche Funkstille. Aber hier waren ihre leiblichen Eltern, die sich um ihre Tochter kümmerten. Wenn sie wieder aufwachen würde, könnte er ihr es erzählen. Vielleicht würde sie sich freuen. »Das Fieber ist leicht zurückgegangen«, sagte er. Die beiden sahen ihn erwartungsvoll an. »Aber sie wird vielleicht eine Dialyse brauchen.« Er war nicht gut in solchen Dingen. »Wir müssen abwarten.« Da hörte er den Alarmton der Beatmungsmaschine. »Bitte warten Sie draußen.« Sie bekamen keine Luft mehr in Karla hinein. »Ich brauche hier eine Relaxierung«, rief er. Er war mit seinem Latein am Ende. Er nahm den Beatmungsbeutel und versuchte mit der Hand zu beatmen. Karla presste dagegen. Für einen Moment schlug sie die Augen auf. Sie war wach. Sie würde nicht aufgeben.

- **Einige Tage später…**

» Manchmal bleibt es unklar.

Karla hatte angefangen, gegen die Beatmungsmaschine zu atmen. Deshalb hatten sie keine Luft mehr hinein bekommen. Sie hatte sich gewehrt. Sie wollte wieder atmen. Und schließlich gelang es ihr auch. Endlich schien die Therapie anzuschlagen. Ihre Entzündungszeichen gingen langsam zurück. Nachdem sie das Propofol absetzten, normalisierten sich die Leberwerte wieder. Sie brauchte keine Dialyse. Klasen konnte nicht sagen, was den Ausschlag gegeben hatte. Aber nach dem Wochenende hatte er in der Uniklinik angerufen und konnte mitteilen, dass ihre Patientin doch keine ECMO brauchen würde. Vielleicht lag es daran, dass Karla noch jung war. Vielleicht daran, dass sie noch einmal das Antibiotikum gewechselt hatten. Obwohl sie nie einen Keim gefunden hatten. Vielleicht hatte sie einfach einen starken Willen? Manchmal blieb es einfach unklar, dachte Klasen.

An dem Tag, als sie Karla extubierten, entfernten sie auch den Tubus des Patienten, der neben ihr lag. Aber im Gegensatz zu ihr würde er nicht mehr selbstständig atmen. Er hatte seinen Herzinfarkt nicht überlebt. Zuletzt hatte die Maschine seine Lungen noch mit Luft gefüllt, sein Herz hatte geschlagen. Aber sein Gehirn war durch den Sauerstoffmangel zu sehr geschädigt gewesen. Hirntot. »Wo ist er?«, hatte Karla gefragt, als sie wieder aufgewacht war und auf das Bett neben sich gedeutet. »Er war doch die ganze Zeit neben mir gelegen.« Klasen hatte den Kopf geschüttelt. Sie würde leben. Wieso konnte sie sich nicht darüber freuen? Dann fiel sie wieder in einen tiefen Schlaf. In den nächsten Tagen war sie noch sehr verwirrt. Sie halluzinierte und musste wegen eines ▶ *Delirs* behandelt werden. Aber schließlich hatte sie auch das überstanden. Als sie zur Reha verlegt wurde, warteten ihre Eltern auf sie. Sie nahm einen tiefen Atemzug. Die Luft war frisch.

4.2   Faktencheck

- **Appendizitis und Appendizitiszeichen**

Zunächst hat die Ärztin Karla Becker Bauchschmerzen. Dass bei einer Lungenentzündung die Beschwerden in den rechten Ober- oder auch in den Unterbauch ausstrahlen, kommt vor. Dadurch besteht Verwechslungsgefahr zum Beispiel mit einem akuten Abdomen oder einer **Appendizitis**. Karla ruft sich noch einmal die wichtigsten Schmerzpunkte ins Gedächtnis: Den McBurney-Punkt (die Mitte zwischen Spina iliaca anterior superior und Nabel) und den Lanz-Punkt (äußeres Drittel auf der Linie zwischen beiden Spinae). Außerdem gibt es noch den kontralateralen **Loslassschmerz** (Blumberg-Zeichen), das Rovsing- und das Psoas-Zeichen sowie den Douglas-Schmerz. Warum sollte Maren auch nicht zuerst eine Appendizitis vermuten? Schließlich liegt das Risiko in seinem Leben einmal eine **Blinddarmentzündung** zu bekommen bei immerhin 7,5 %; außerdem ist die Appendizitis mit ca. 50 % die häufigste Ursache für ein akutes Abdomen. Der Schmerz beginnt klassischerweise epigastrisch und wandert im Verlauf in den rechten Unterbauch. Fieber ist ebenso typisch. Die Beschwerden können aber variieren, sodass die Beschwerden nicht immer eindeutig sind.

- **SIRS und Sepsis**

Karla leidet aber nicht nur an Bauchschmerzen und Fieber. Sie hat auch Entzündungszeichen im Blut, zunächst einmal eine **Leukozytose**. Neben einer Erhöhung der Anzahl der weißen Blutkörperchen geben noch die Blutsenkungsgeschwindigkeit und der **CRP-Wert** Hinweise auf eine Entzündung.

Um Klarheit darüber zu bekommen, wie ausgeprägt die Entzündungsreaktion ist und um die Diagnose der Sepsis zu sichern, fordert Intensivmediziner Klasen im Labor noch das **Procalcitonin** an. Es handelt sich um einen guten Marker für eine Sepsis. Procalcitonin ist eine Vorstufe des Hormons Calcitonin und wird bei Entzündungen vermehrt gebildet. Auch dieser Wert ist bei Karla Becker deutlich erhöht. Das C-reaktive-Protein ist bei Entzündungen ebenfalls erhöht, steigt aber erst nach frühestens 24 Stunden deutlich an – das Procalcitonin bereits nach 6 Stunden.

Außerdem ist ihre Herz- und Atemfrequenz erhöht. Damit hat sie Zeichen einer systemischen inflammatorischen Entzündungsreaktion. Alle **SIRS-Kriterien** sind erfüllt: Körpertemperatur mehr als 38 oder weniger als 36 Grad, Tachykardie mit einer Herzfrequenz von mehr als 90 Schlägen pro Minute und Tachypnoe mit einer Atemfrequenz von mehr als zwanzig Atemzügen pro Minute, Leukozytose oder Leukopenie im Blutbild. Und dann bekommt Karla Husten und Probleme beim Atmen. Bei Vorliegen von mindestens 2 SIRS-Kriterien und eines möglichen Entzündungsfokus handelt es sich um eine **Sepsis**. Karla hat also eine Sepsis. Wenn noch eine Organschädigung hinzukommt, ist es eine **schwere Sepsis**. Karla ist verwirrt und ihre arterielle Sauerstoffsättigung ist erniedrigt. Das weist auf eine septische Enzephalopathie und eine Lungenschädigung hin. Außerdem kann es zu einer Einschränkung der Nierenfunktion, einer metabolischen Azidose oder einem Abfall der Blutplättchen kommen. Und wenn sich der systolische Blutdruck trotz Volumengabe nicht über 90 mmHg anheben lässt, wie auch in unserem Fall, dann ist das ein **septischer Schock**. Karlas Kollegen machen sich große Sorgen. Sie wissen: die Wahrscheinlichkeit, an einem septischen Schock zu versterben, liegt bei fast 50 %.

- **Pneumonie**

Im Röntgenbild der Lunge sieht man bei Karla eine **Pneumonie**, das ist unser Fokus für die Sepsis. Die Ärzte gehen zunächst von einer häuslich, also ambulant erworbenen Pneumonie aus (CAP: community-acquired-pneumnia). Daneben gibt es noch die im Krankenhaus (nosokomial) erworbene Pneumonie (HAP: hospital-acquired-pneumonie). Bei Patienten, die an eine Beatmungsmaschine angeschlossen sind, spricht man von einer VAP (ventilator-acquiredpneumonia). Die häufigsten Erreger der CAP sind Pneumokokken, außerdem *Hämophilus influenza*, Chlamydien, Legionellen und Mykoplasmen. Auch Viren können eine Pneumonie verursachen oder eine bakterielle Superinfektion zur Folge haben, darunter vor allem Influenza-, Parainfluenza- und Adenoviren.

Im Röntgenbild findet sich ein positives **Bronchopneumogramm**. Das heißt, dass sich die luftgefüllten (dunklen) Bronchien auf der (hellen) infiltrierten Lunge abzeichnen. Ein weiteres Zeichen ist das sogenannte Silhouettenphänomen. Das bedeutet, dass die Herzkontur durch die Infiltraten unscharf erscheint. Durch die Entzündung sind die Bronchialwände verdickt; das wird im Röntgen als »cuffing« bezeichnet.

Das Mittel der Wahl zur Behandlung der Pneumonie ist **Penicillin**. Im Krankenhaus ist eine Therapie mit Amoxicillin/Clavulansäure sinnvoll, die bei schweren Verläufen auf jeden Fall mit einem Makrolid-Antibiotikum kombiniert werden sollte. Leider schlägt bei Karla das Antibiotikum nicht an und ihr Zustand verschlechtert sich so sehr, dass sie bald auf die Intensivstation aufgenommen werden muss.

- **CRB65-Score**

Eine Risikoeinschätzung für eine ambulant erworbene Lungenentzündung gibt der sogenannte **CRB65-Score**. Das C steht für confusion (Verwirrung), das R für respiratoty rate (Atemfrequenz >30/Min.) und das B für blood pressure (systol. Blutdruck <90 mmHg). Mit der Zahl 65 ist das Alter des Patienten gemeint: älter als 65 Jahre. Für jedes Kriterium wird ein Punkt vergeben. Ab einem Punkt sollte die Behandlung im Krankenhaus erfolgen, ab 2 Punkten ggf. auf einer Intensivstation.

- **ATS-Score**

Ein weiterer Score für eine Pneumonie liefert der **ATS-Score** (American-Thoracic-Society-Score). Dabei geht es darum, ab wann ein Patient mit einer Pneumonie auf einer Intensivstation behandelt werden sollte. Bei dem Score gibt es 2 Major-Kriterien: Intubation und Notwendigkeit von kreislaufunterstützenden Medikamenten. Außerdem 3 Minor-Kriterien: schwere akute respiratorische Insuffizienz mit einem **Horovitz-Quotienten** <250, multilobuläre Infiltrate im Röntgen-Thorax und ein systolischer Blutdruck <90 mmHg. Bei einem Major-Kriterium oder 2 Minor-Kriterien soll der Patient auf der Intensivstation behandelt werden.

- **BGA**

Auf der Intensivstation bekommt Karla noch einmal Blut abgenommen. In der **Blutgasanalyse** besteht bereits eine **respiratorische Azidose**. Ursache ist die Schädigung der Lunge durch die schwere Pneumonie. Dadurch sinkt einerseits der arterielle Sauerstoffgehalt, was als **Hypoxämie** bezeichnet wird. Durch die respiratorische Insuffizienz steigt aber auch der Kohlendioxidgehalt im Blut an, es kommt zu einer Verschiebung im Säure-Basen-Haushalt. Wenn der Körper dies durch die Ausscheidung von Wasserstoffionen und der Rückresorption von basischem Bikarbonat nicht mehr kompensieren kann, kommt es zur Azidose.

- **NIV-Beatmung**

Zunächst versucht man Karla nicht-invasiv zu beatmen. Bei der nicht-invasiven Beatmung (**NIV-Beatmung**) wird statt einem Tubus in der Luftröhre eine festsitzende Atemmaske auf das Gesicht angepasst. Da das unangenehm ist, werden die Patienten leicht sediert, sie sind aber bei Bewusstsein. Diese Form der Beatmung ist gut geeignet für Patienten mit chronisch obstruktiver Bronchitis (COPD). Außerdem findet sie Anwendung bei kardialen Lungenödemen und bei immunsupprimierten Patienten mit einer Pneumonie. Kontraindikationen sind unter anderem Aspirationsgefahr, fehlende Spontanatmung oder eine gastrointestinale Blutung. Wenn der Patient sehr unruhig ist, ist eine **nicht-invasive Beatmung** unter Umständen nicht möglich. Weitere Einschränkungen sind eine schwere Hypoxämie oder ein instabiler Kreislauf.

- **Acute respiratory distress syndrome (ARDS)**

Die nicht-invasive Beatmung geht aber nur eine Zeitlang gut. Denn bald zeigt sich: Karla hat nicht nur eine schwere Komplikation. Die Erreger der Pneumonie haben sich über die Blutbahn in ihrem Körper ausgebreitet und verursachen eine schwere Sepsis. Sie entwickelt ein akutes Lungenversagen, das gefürchtete **ARDS** (acute respiratory distress syndrome). Die Sterblichkeit liegt bei ca. 25 %.

Was passiert beim ARDS? Alveolen und Kapillaren arbeiten im Gasaustausch zusammen. Wird diese Einheit geschädigt, kommt es zum Eintritt von Flüssigkeit in die Lungenbläschen. Dadurch kann die Lunge beim ARDS das 3-fache ihres normalen Gewichts erreichen. Normalerweise werden durch den Euler-Liljestrand-Reflex weniger belüftete Alveolarbereiche auch weniger mit Blut durchflossen. Die Entzündungsreaktion beeinträchtigt diesen Mechanismus. Das Blut fließt weiter durch die mit Flüssigkeit »gefluteten« Alveolarbereiche. Die können aber keinen Sauerstoff mehr aufnehmen. Das Blut strömt dadurch einfach an den Lungenbläschen vorbei. Das bezeichnet man als einen Shunt.

Im schlimmsten Fall hilft dann nur noch eine **ECMO** (extrakorporale Membranoxygenierung). Dabei wird dem Patienten sauerstoffarmes Blut entnommen, mit Sauerstoff angereichert und wieder zugeführt. Die Patienten müssen dafür in spezielle Zentren verlegt werden. Keine leichte Entscheidung für Dr. Klasen.

Es ist wichtig, das ARDS frühzeitig zu erkennen. Die Kriterien sind ein akuter Beginn und beidseitige Infiltrate im Röntgenbild der Lunge. Außerdem muss ausgeschlossen sein, dass es sich um ein kardiales Lungenödem handelt. Der sogenannte Oxygenierungsindex (**Horovitz-Quotient**) aus Sauerstoffpartialdruck und Sauerstoffkonzentration liegt unter 200 mmHg.

Bevor man sich zu einer ECMO entscheidet, gibt es noch andere Therapiemöglichkeiten. Dazu zählt natürlich die Behandlung des Auslösers, also zum Beispiel der Sepsis. Im Gegensatz zum Prinzip der Therapie bei der Sepsis ist es jedoch wichtig, eher Flüssigkeit zu entziehen, also eine negative Bilanz zu erzielen, um die Flüssigkeitsansammlung in der Lunge zu reduzieren. Den Patienten in Bauchlage zu bringen kann hilfreich sein, allerdings können hier die möglichen Komplikationen den Beatmungsvorteil überwiegen. Die Lunge darf auf keinen Fall weiter geschädigt werden. Dafür gibt es die **protektive Beatmung**, also eine besonders lungenschonenden Beatmungstherapie – das heißt niedrige Atemzugvolumina, keine hohe Beatmungsdrücke, Beatmungsspitzendruck unter 30 mbar, hoher PEEP und ein Verhältnis von Inspiration zu Exspiration von 1:1. Man toleriert einen hohen Kohlendioxid-Gehalt (bis zu 60 mmHg) in der ausgeatmeten Luft – das ist die permissive Hyperkapnie.

Um die Volumentherapie zu steuern und zu überwachen setzt Intensivmediziner Klasen das **PICCO-System** ein. Die Bezeichnung steht für Pulse Contour Cardiac Outpout. Dabei wird dem Patienten eine kalte Infusionslösung in den zentralen Venenkatheter gespritzt. Die gelangt mit dem Blut über das Herz zu den Arterien. Dort misst man über einen arteriellen Zugang in der Femoralarterie die Temperaturdifferenz. So können Parameter zur Herzleistung wie Schlagvolumen und Vorlast bestimmt werden.

Obwohl sich bei Karla kein Erreger findet, schlägt die Therapie zuletzt doch an. Ihr Zustand verbessert sich und sie muss nicht zur ECMO verlegt werden. Welcher Erreger die Pneumonie, die letztlich zu Sepsis und ARDS geführt hat, ausgelöst hat, bleibt unklar.

▪ Propofol-Infusionssyndrom und Rhabdomyolyse

Zum Ende hin kommt es noch zu einigen Komplikationen: Karla entwickelt ein **Porpofol-Infusionssyndrom**. Das Medikament kann, über längere Zeit in hohen Dosen verabreicht, zu Herzrhythmusstörungen und Herzinsuffizienz führen. Durch den Zerfall von Muskelfasern steigt die Kreatinkinase an. Die **Rhabdomyolyse** kann zu einem Nierenversagen führen. Neben Medikamenten wie Propofol können auch Lipidsenker oder Neuroleptika eine Rhabdomyolyse auslösen. Weitere Ursachen sind unter anderem Traumata, Drogen oder Alkohol. Als das Hypnotikum abgesetzt wird, fallen auch wieder Karlas Kreatinkinasewerte im Blut ab. Diese Gefahr ist abgewendet. Die Leberwerte und das Bilirubin sind aber noch erhöht.

▪ ICU-Jaundice

Klasen vermutet, dass ein sogenannter **ICU-Jaundice** vorliegen könnte. Bei Intensivpatienten kann es nach schweren Erkrankungen wie Schock oder Sepsis zu erhöhten Bilirubinwerten kommen. Bei Karla handelt es sich um eine nicht-obstruktive Form. Das heißt, dass die Gallen- oder Pankreasgänge nicht verschlossen sind. Deshalb ist eine ERCP oder eine Operation zur Cholezystektomie nicht notwendig. Ursache ist eine Funktionsstörung der Leber. Die bildet sich bei Karla wieder zurück, so dass sich auch wieder ihre Werte im Blut normalisieren.

■ **Delir**

Zuletzt muss unsere Patientin auch noch ein **Delir** überstehen. Das erleiden bis zu 80 % der beatmeten Intensivpatienten. Ein Delir ist eine akute organisch bedingte Psychose. Mögliche Ursachen sind unter anderem Infektionen, Alkohol- oder Drogenentzug, Stoffwechsel- und Elektrolytstörungen, Traumata, Operationen, Vitamin- oder Proteinmangelzustände Ein Delir behandelt man vor allem durch die Bekämpfung der Ursache. Medikamentös kommen Neuroleptika, Benzodiazepine, Propofol und alpha$_2$-Rezeptoragonisten (zum Beispiel Clonidin oder Dexmedetomidin) zum Einsatz.

■ **Hypothermie**

Während Karla ihre Erkrankung gerade noch überlebt, stirbt neben ihr ein anderer Patient. Anfangs hat sie ihn selbst betreut. Der Patient hat nach einem Herzinfarkt ein Herz-Kreislauf-Versagen erlitten. Die Ärzte haben ihn zunächst erfolgreich reanimiert, danach wurde sein Körper 24 Stunden lang auf 34 Grad heruntergekühlt. Durch eine solche **therapeutische Hypothermie** versucht man bei dem Patienten einem hypoxischen Gewebeschaden vorzubeugen.

■ **NSE**

Doch leider ist es durch die mangelnde Sauerstoffversorgung zu einem Hirnschaden mit Hirnödem gekommen. Ein Marker für die Schädigung des Gehirns ist die **neuronenspezifische Enolase**. Dieses Enzym kommt in den Nervenzellen vor. Wenn diese beschädigt werden, wird das Enzym freigesetzt. Dann kann man es im Blut messen.

Bei unserem Patienten waren das Gehirn und aber auch die anderen Organe so weit geschädigt, dass er seinen Kreislaufstillstand trotz maximaler Therapie letztendlich nicht überlebt hat.

Und jetzt?

Das akute Lungenversagen ist trotz aller Hightechmedizin immer noch ein sehr schweres Krankheitsbild. In Verbindung mit dem erlittenen septischen Schock sinkt die Überlebenswahrscheinlichkeit.

Für die Ärztin Karla Becker ist es aber gerade noch einmal gut gegangen. So hat sie unfreiwillig die Seiten gewechselt und sich plötzlich als Patientin wiedergefunden – im Bett auf der Intensivstation, wo sie selbst arbeitet, neben dem Patienten, den sie kurz zuvor noch selbst behandelt hatte. Das alles dürfte sie ziemlich verändert haben. Bestimmt kann sie jetzt noch mehr Verständnis für ihre Patienten aufbringen. Sie muss jetzt erst einmal zur Rehabilitation und sich dort langsam wieder erholen. Sicherlich wird sie auch ihr Leben umstellen. Und wer weiß, wo es sie dann hintreiben wird. Sie hat schon viele Pläne.

Im nächsten Fall müssen die Notaufnahmeärztin Maren Schneider und Intensivmediziner Klasen einen Patienten mit einem äußerst verzwickten Krankheitsbild behandeln. Klasen muss erkennen, dass seiner Arbeit ethische Grenzen gesetzt sind. Dabei kommt es zum handfesten Streit mit einer Kollegin. Auch wenn er scheinbar die richtige Diagnose stellt, muss er sich fragen: Kann ich damit meinem Patienten helfen?

Alles oder nichts

Marian C. Poetzsch

M.C. Poetzsch, *Spannende Fälle aus der Akutmedizin*,
DOI 10.1007/978-3-662-46607-0_5, © Springer-Verlag Berlin Heidelberg 2015

5.1   Der Fall

■ **Eine Wohnung, Dienstag, 11:00 h**

Das Knie schmerzte doch mehr als erwartet. Maria Fischbacher konnte sich nicht mehr erinnern, warum sie gestern gestürzt war. Aber das passierte ihr in letzter Zeit häufiger. Sie saß auf dem Bett und rieb die schmerzende Stelle. Ihr Unterschenkel tat ihr ebenfalls weh, wahrscheinlich war sie auch noch umgeknickt. Vor ein paar Tagen hatte sie sich an der Schulter gestoßen, sie wusste gar nicht mehr, welche Seite. Ihre Muskeln fühlten sich verspannt an, der ganze Körper schmerzte. Sie war müde. In letzter Zeit kam sie morgens gar nicht mehr aus dem Bett. Es war Spätsommer, manche Abende waren schon recht kühl. Nur eine Erkältung? Oder sollte sie abends einfach weniger trinken? Auch wenn der Schnaps kurze Entspannung brachte, jeden Morgen bereute sie es aufs Neue. Sie redete sich ein, es liege an der schlechten Qualität – Fusel eben. Aber sie hatte nun mal kein Geld für teure Weine. Auf jeden Fall musste heute ihr kleiner Stand auf dem Markt geschlossen bleiben. Sie wollte zum Arzt gehen. Dr. Riesmann, der behandelte Patienten auch ohne Krankenversicherung. Ein paar Mal war sie schon dort gewesen. Er hatte ihr oft ein Schmerzmittel mitgegeben. Einmal hatte sie sogar eine Spritze bekommen. Er würde ihr helfen. Langsam richtete sie sich auf. Eine Krücke stand in einer Ecke ihres kleinen Zimmers. Es war mit allerlei Sachen vollgestopft. Das meiste davon Dinge, die sie auf dem Markt versuchte zu verkaufen. Sie strickte Socken, häkelte Taschen für ihre Duftsäckchen, sie bastelte kleine Puppen aus den Resten, die sie aus Werkstätten bekam. Sie war stolz auf ihre Arbeit, obwohl ihr diese zunehmend schwerfiel. Fehlte ihr das Fingerspitzengefühl, waren die Finger zu steif? – sie wusste es nicht. Nun musste sie erst einmal zum Arzt. Vielleicht würde es ihr später besser gehen. Und wenn sie dann doch einen Schluck aus der Flasche »für Notfälle« nehmen würde, dann könnte sie später vielleicht noch ihrer Arbeit nachgehen.

Ihr ganzes Leben hatte sie gearbeitet. Als der Betrieb ihres Mannes Pleite gegangen war, hatte es kein Geld mehr gegeben, die teure private Krankenversicherung zu bezahlen. Sie hielt beide mit Nebenjobs über Wasser, aber es häuften sich immer mehr Schulden an. Als ihr Mann schließlich nach langer Krankheit gestorben war, konnte sie die Miete nicht mehr bezahlen. Eine gesetzliche Krankenversicherung? Nur, wenn sie die Schulden bei der alten Krankenversicherung bezahlen würde. Unmöglich. War das ein gerechtes System?

Zum Glück hatte sie in dem Wohnheim, in dem sie jetzt lebte, eine Bleibe gefunden. Und nun hatte sie seit ein paar Jahren auch ein geringes Auskommen.

Darauf war sie stolz. Was passieren würde, wenn sie einmal zu schwach wäre, um zu arbeiten, daran versuchte sie gar nicht zu denken. Sie kämmte sich und reinigte dann den Kamm von den vielen Haaren, die sie in letzter Zeit immer öfter darin fand. Nachdem sie sich notdürftig gewaschen und einen Tee getrunken hatte, warf sie sich ihre Jacke über und humpelte aus der Tür. Wie jeden Morgen meldete sie sich an der Pforte des Heims ab, das gehörte zu den Regeln. Sie kannte die Zeiten und sie war abends noch nie zu spät gekommen.

- **Arztpraxis, 12:00 h**

» Ich brauche hier Hilfe!

Der Weg zu Dr. Riesmann war nicht weit, aber trotzdem beschwerlich für sie. Als sie endlich angekommen war, die Treppe in den ersten Stock erklommen und sich angemeldet hatte, war sie fix und fertig. Die Frage nach ihrer Versicherungskarte nahm sie mit Gelassenheit. Es war eine neue Arzthelferin. Die gute Stunde im Wartezimmer verging dagegen wie im Flug, als sie endlich der Arzt in sein Sprechzimmer bat. »Sie sehen etwas angeschlagen aus«, sagte er in seinem freundlichen Ton. Wie immer erzählte sie ausführlich von den Strapazen, die ihr Leben mit sich brachte. Dr. Riesmann hörte ihr aufmerksam zu. »Ich finde das sehr beachtlich, wie sie das alles schaffen.« Dann schilderte sie ihm von ihren aktuellen Beschwerden. Er zog die Stirn in Falten, dann sagte er: »Dann legen sie sich doch mal auf die Liege, damit ich ihr Knie untersuchen kann. Am besten, Sie ziehen die Hose aus. Vielleicht müssen wir auch ein Röntgen machen.« »Mir ist das unangenehm, aber sie wissen doch, dass ich das nicht bezahlen kann.« »Da finden wir schon eine Lösung. In der Stadt gibt es eine Anlaufstelle für Menschen ohne Krankenversicherung. Sie sind wirklich nicht die einzige. Wenn sich jemand dafür schämen muss, dann ist es vielleicht der Gesundheitsminister…« Er hatte sich kurz umgedreht, damit sie sich in Ruhe die Hose ausziehen konnte. Als er sich ihr wieder zuwendete, lief seiner Patientin Schaum aus dem Mund. Sie hatte die Augen verdreht, sodass nur noch das Weiße zu sehen war. Ihr ganzer Körper wurde von Krämpfen geschüttelt. Dr. Riesmann riss die Tür auf und rief: »Ich brauche hier Hilfe!« Die Arzthelferin lief herein. »Pass auf, dass sie nicht von der Liege fällt«, sagte er. »Ich rufe den Notarzt.«

Der eintreffende Notarzt, ein junger Internist, versuchte, den Anfall mit ▶ *Midazolam* zu durchbrechen. Es dauerte, bis er einen Zugang gefunden hatte. Er musste das Benzodiazepin mehrfach spritzen, dann endlich hörten die Krämpfe auf. Einer der Sanitäter meldete sich zu Wort: »Sollen wir sie hier intubieren?« Der Notarzt betrachtete den kurzen dicken Hals der Patientin. Er konnte sich nicht vorstellen, wie er dort sicher einen Tubus zwischen die Stimmlippen schieben konnte. Er schüttelte den Kopf. »Wir nehmen nur die Maske. Dreht den Sauerstoff voll auf.« Er hoffte das Beste. Die Sättigung ging auf dem Transport immer wieder bedrohlich nach unten. Doch er schaffte es, sie stabil in den Schockraum des nächstgelegenen Krankenhauses zu bringen.

5

- ### Schockraum, 13:45 h

» Sauerstoffsättigung 90 %, Blutdruck 175 zu 95 mmHg, GCS 4

Markus Bergmann hatte heute Frühdienst und war als zuständiger Internist in den ► *Schockraum* gerufen worden. Er traf gerade noch rechtzeitig ein, als der Notarzt mit der Übergabe begann: »Wir sind in eine Arztpraxis gerufen worden, Meldebild Krampfanfall. Bei ► *generalisiertem tonisch-klonischem Anfall* haben wir ihr mehrfach Midazolam gegeben, zuerst 5 mg nasal und dann noch mal fraktioniert 10 mg über den Venenzugang.« Bei 15 mg Midazolam wunderte sich Markus nicht über die Sättigung: Lediglich 90 % und das mit 8 Liter Sauerstoff. Der Anästhesist unterbrach: »Schlage vor, wir intubieren gleich mal.« »Schlage vor, wir warten erst mal ab«, entgegnete Markus. »Das ist ein Krampfanfall.« »Mit einem ► *GCS* von 4«, sagte der Anästhesist. Es war doch immer das gleiche Spiel. Und Markus ließ sich darauf ein. »Den GCS hätte ich auch nach 15 mg Midazolam. Außerdem ist sie in der ► *postiktalen Phase*…« »Wenn ich Sie kurz unterbrechen darf«, mischte sich der Notarzt ein, »dann schlage ich vor, dass Sie mich erst einmal meine Übergabe machen lassen, dann können Sie die Patientin ja immer noch intubieren oder auch nicht.« Es herrschte kurz Stille im Schockraum, dann fuhr der Kollege fort. »Der Hausarzt kennt die Patientin etwas länger. Er sagt, sie habe keine Allergien und nimmt regelmäßig keine Medikamente ein. Es ist keine ► *Epilepsie* oder sonst eine größere Erkrankung bekannt. Er hat allerdings den Verdacht, dass sie regelmäßig ► *Alkohol* trinkt. Wie viel genau, wusste er nicht. Er wollte ihr Knie untersuchen, weil sie gestern gestürzt ist, womöglich unter Alkoholeinfluss. Da hat sie auf der Liege plötzlich zu krampfen angefangen. Er meinte, dass sie schon ein paar Mal bei ihm war wegen irgendwelcher Stürze. Außerdem war er der Meinung, dass sie in letzter Zeit insgesamt ziemlich abgebaut hat.« Er hielt kurz inne. »So, ich denke, das war es. Gibt es noch Fragen?« Markus nickte ihm zu: »Ein Hoch auf den Hausarzt, der seine Patienten noch kennt.« »Ach, und eine Sache habe ich noch vergessen«, setzte der Notarzt erneut an: »Sie hat keine Krankenversicherung.« Dann drehte er sich um und machte sich auf den Rückweg. Markus konnte sich vorstellen, dass er ziemlich erleichtert war, die Patientin endlich im Krankenhaus abgegeben zu haben. Ein paar der anderen Anwesenden machten die üblichen Sprüche: »Kein Geld für die Versicherung, aber für Schnaps.« Ihn stieß eine solche Einstellung ab.

Aber nun ging es erst einmal um das Medizinische. Er warf einen Blick auf den Monitor: die Sättigung lag jetzt bei 94 %.« Er untersuchte die Patientin kurz, dann ging er mit seinem Mund dicht an ihr Ohr: » Können Sie mich hören? Sie sind im Krankenhaus. Drücken Sie meine Hand.« Die Patientin gab unverständliche Laute von sich. »Das wird doch schon deutlich besser«, wandte er sich an den Anästhesisten. »Dann kann ich ja wieder gehen«, sagte der. »Bitte noch einen Moment Ihrer kostbaren Zeit. Was sagt die Neurologie?« Die Neurologin war mittlerweile eingetroffen. Wegen des Krampfanfalls war sie auch alarmiert worden. Markus machte ihr eine kurze Übergabe. Sie untersuchte die Patientin. Währenddessen kümmerten sich die anderen Anwesenden um die Blutentnahme und das EKG. »Sie hat möglicherweise eine Schwäche im linken Arm. Könnte sich um eine ▶ Todd-Parese handeln, aber sicher ist es nicht. Wir brauchen auf jeden Fall ein Schädel-CT und...« Der Radiologe unterbrach sie: »...und natürlich auch eine Angiographie. Ist schon klar. Ich bin die ewigen Diskussionen leid. Dann machen wir halt die Angio noch dazu.« Markus kannte den Radiologen schon länger. Er musste heute einen schlechten Tag haben oder auch einen guten, je nachdem von welcher Seite man es betrachtete. »Gut, und dann machen wir gleich noch ein Röntgen-Thorax«, sagte Markus. »Ja, genau, und warum nicht gleich ein Ganzkörper-MRT?«, hörte er den Radiologen hinter der Glasscheibe schimpfen, aber er achtete nicht weiter darauf. Irgendwie schienen heute alle gereizt zu sein. Er betrachtete das EKG – es war unauffällig. Den Blutdruck würde er erst einmal nicht senken. Die Patientin schien immer wacher zu werden. Als sie die Röntgenplatte für die Aufnahme der Lungen unter die Patientin schoben, gab sie ein paar unverständliche Laute von sich. In der Blutgasanalyse gab es bis auf einen leicht erniedrigten Hämoglobinwert keine Auffälligkeiten. Im Röntgen-Thorax zeigte sich nur ein leicht verbreitertes Mediastinum, das laut dem Radiologen auf die Aufnahme im Liegen zurückzuführen war. Und schließlich lieferte auch die Computertomographie keinen wegweisenden Befund. »Eine leicht verzögerte Kontrastierung der Karotis interna auf der rechten Seite und ein älterer Schlaganfall linksseitig, nichts Relevantes«, so hatte sich der Radiologe ausgedrückt. Markus warf der Neurologin einen fragenden Blick zu. Sie sagte, sie habe keine Plätze auf der ▶ Stroke Unit. Dann rief er auf der Intensivstation an und die war – wie sollte es auch anders sein? – im Moment voll belegt. Der Anästhesist und der Radiologe drängten auf eine baldige Entscheidung, die Patientin war jetzt deutlich wacher, also entschied Markus:»Gut, dann nehmen wir sie erst einmal mit in die Notaufnahme.« Wenn Blicke Beifall geben könnten, dann hörte er jetzt die anderen Anwesenden applaudieren. In Windeseile befanden sich nur noch Markus und ein Praktikant aus der Notaufnahme im Schockraum. Markus seufzte:»Machen wir uns auf den Weg.« Dann sah er auf seine Uhr: Sein Frühdienst war fast zu Ende. Er lächelte. Zeit für die Übergabe. Maren würde sich freuen.

»Und wie lautet deine Arbeitshypothese?«, hatte ihn Maren bei der Übergabe mit leicht genervtem Ton gefragt. Arbeitshypothese? So ein dummes Wort, dachte er genervt. »Ich gehe von einem Krampfanfall aus. Am ehesten ein ▶ *Entzugs-anfall*«, das war seine Hypothese. Dann ging er nach Hause. Es war ein langer Tag gewesen und Markus war froh, dass er der Notaufnahme endlich den Rücken kehren konnte.

■ Notaufnahme, 15:30 h

》 Jetzt machen wir ganz schnell eine Computertomographie.

Maren hasste Spätdienste. Das heißt, sie mochte sie, aber nur vormittags. Wenn die Kleine in der Krippe war, dann konnte sie viele Dinge erledigen. Dinge im Haushalt, die eigentlich auch ihr Mann machen konnte. Aber das stand auf einem anderen Blatt. Sie hatte Zeit, sich mit Freundinnen zu treffen. Mit anderen Müttern, die ihre Elternzeit voll auskosteten und nicht verstanden, warum sie unbedingt schon wieder arbeiten musste. Manchmal verstand sie es selbst nicht. Maren beneidete sie, aber sie hatte nicht das Gefühl, dass sie selbst beneidet wurde. Sie machte sich mit ihren Freundinnen gleichzeitig auf den Weg – Maren, um ihren Spätdienst anzutreten, die anderen, um ihre Kinder aus der Krippe abzuholen. Bis Maren in der Arbeit ankam, war es auch noch meist erträglich. Erster Unmut konnte bei der Übergabe entstehen. Das hing vom Patientenaufkommen ab. Das Problem wurde aber erst deutlich, wenn der Nachmittag in den Abend überging. Wenn dann Marens Magen knurrte und sie schon mindestens zweimal mit ihrem Mann oder dem Babysitter telefoniert hatte (»Wo sind die Gläschen?« »Hast du keine frischen Windeln gekauft?«) wurde es unbehaglich. Und schier unerträglich war es schließlich in der letzten Stunde. Wenn es Menschen immer noch wagten, sich so krank zu fühlen, dass sie nach 8:00 Uhr abends die Notaufnahme aufsuchten. Wenn sie auf den Kollegen vom Nachtdienst wartete und die Zeit nicht vergehen wollte – dann hasste sie Spätdienste. Bislang war sie aber noch nicht bei dieser Phase angelangt. Es war Nachmittag, und es herrschte nur mäßiger Andrang. Aber als Markus ihr die Patientin übergeben hatte, da beschlich sie ein erstes Gefühl von Unmut. Sie sah noch einen großen Berg Arbeit vor sich. Welche Station würde die Patientin übernehmen? Die Blutwerte waren noch nicht da, die Patientin war noch nicht wach genug für eine normale Station. Mit anderen Worten: Diese Patientin würde bis morgen in der Notaufnahme bleiben. Maren wurde in ihren Gedanken unterbrochen, als eine junge Krankenschwester die Tür zum Arztzimmer öffnete. »Du Maren…« Es war Franziska. Sie hatte erst vor kurzem hier begonnen. Sie war jung, motiviert und unvoreingenommen. Maren fragte sich, wie lange es dauern würde, bis sie diese Eigenschaften ablegen würde. »Kannst du mal nach der Patientin aus dem Schockraum schauen? Sie sagt, sie hat starke Bauchschmerzen.« »Natürlich. Warte, ich komme gleich mit«, sagte Maren und versuchte der Krankenschwester ebenso motiviert und unvoreingenommen zu folgen. Die Patientin lag im Behandlungszimmer und hielt sich den Bauch. »Guten Tag, ich bin Dr. Schneider«, stellte Maren sich vor. »Endlich sind Sie etwas wacher, aber jetzt haben Sie Bauchschmerzen, wie ich höre – und auch sehe.« »Hier tut es weh«, sagte die Patientin und zeigte auf ihren Bauchnabel. Maren schätzte sie auf Ende 50. Sie wirkte etwas ungepflegt, hatte aber ein sympathisches Gesicht. Aber jetzt hatte sie vor allem Schmerzen. »Wir geben Ihnen gleich ein Schmerzmittel. Aber vorher muss ich Ihnen noch ein paar Fragen stellen.« Maren erkundigte sich noch einmal nach Allergien und Vorerkrankungen – vielleicht hatte Markus etwas vergessen. Außerdem verließ sie sich niemals auf die Übergabe ihrer Kollegen. Die kurze Anamnese brachte keine neuen Erkenntnisse, außer dass Maren sicher war, dass ihre Patientin jetzt vollkommen wach war. Die Bauchschmerzen hatten erst vor ungefähr einer Stunde unvermittelt und heftig begonnen. Die Patientin erzählte ihr, sie habe gestern einmal »leichten Durchfall« gehabt, aber sonst sei alles in Ordnung gewesen. Sie hatte keine Schmerzen, außer denen in ihrem Knie heute Morgen. »Hängst du ihr bitte unseren Schmerzcocktail dran?«, sagte Maren zu der Krankenschwester. »Und bring das Ultraschallgerät mit.« Maren untersuchte die Patientin. Ihr Bauch war angespannt und es tat ihr ziemlich weh, wenn Maren auf die Region um ihren Bauchnabel drückte. Ein ▶ akutes Abdomen? Schwester Franziska kam mit dem Sono-Gerät und dem Schmerzmittel. Maren wartete ungeduldig, bis die Maschine hochgefahren war, dann begann sie mit der Untersuchung. ▶ *FAST-Sono*: keine freie Flüssigkeit, kein Harnstau. Von Echokardiographie verstand sie nicht viel. Aber war da ein Flüssigkeitssaum zwischen Herz und Leber, der einem ▶ *Perikarderguss* entsprechen könnte?

Obwohl die Patientin mit dem Schmerzmittel etwas ruhiger geworden war, stöhnte sie jetzt wieder auf. Maren hatte versucht, den Schallkopf etwas fester aufzusetzen. Die Aorta konnte sie nur erahnen. Während der Untersuchung hatte der Monitor angefangen Alarm zu schlagen. »Komisch«, sagte Franziska, »der Blutdruck war doch bislang in Ordnung.« »Wie hoch ist er denn?«, fragte Maren. »200 systolisch. Ob das die Schmerzen sind? Ich habe vorhin mal die Manschette gewechselt. Am anderen Arm war der Blutdruck besser.« »Am anderen Arm, sagst du. Wie hoch war denn da der Blutdruck?« »So um die 160 systolisch«, antwortete Franziska. »Dann werden wir jetzt mal an beiden Armen den Blutdruck messen«, sagte Maren. Sie kontrollierten es zweimal. Links: 200 zu 100 mmHg. Rechts 140 zu 85 mmHg. Maren konnte keine Fußpulse tasten. Dann warf sie noch einmal einen Blick auf die bisher durchgeführten Untersuchungen. Das Röntgenbild vom Thorax bestätigte ihren Verdacht. »Und was machen wir jetzt?«, fragte Franziska. »Jetzt machen wir ganz schnell eine Computertomographie«, sagte Maren und hoffte das Beste.

Es hatte keine größeren Einwände gegeben, als Maren dem Radiologen vom Spätdienst schilderte, warum sie sich jetzt sofort auf den Weg zum CT machen mussten. Während der Untersuchung war es, bis auf das gelegentliche Stöhnen ihrer Patientin, sehr ruhig gewesen. Schließlich besprach sie mit dem Radiologen den Befund. »Also, das ist eindeutig«, sagte er. Maren sah auf den Monitor. Und sie konnte ihm nur zustimmen. »Das ist eine ▶ *Aortendissektion Typ Stanford A*«, sagte der Radiologe. »Ich denke, Sie sollten jetzt ganz schnell im OP anrufen und mit dem zuständigen Chirurgen sprechen.« »Genau die gleiche Idee hatte ich auch gerade«, sagte Maren. »Sie müssen Gedanken lesen können.« Der Radiologe lächelte nicht. »Die Dissektion reicht fast bis zur Aortenbifurkation.« »Ich telefoniere noch schneller«, sagte Maren. In den Röntgenraum hinein rief sie: »Franziska! Wie geht es unserer Patientin? Alles in Ordnung?« Franziska reckte den Daumen nach oben und lächelte zuversichtlich. »Hatte sie denn vorher keine Beschwerden?«, fragte der Radiologe »Keine Schmerzen«, sagte Maren. »Sie kam wegen eines Krampfanfalls.« »Das ist natürlich schwierig. Wer denkt da an eine Dissektion? Aber die Blutdruckdifferenz und das verbreiterte ▶ *Mediastinum* im Röntgen-Thorax, das zusammen ist schon wegweisend.« »So habe ich das auch gesehen«, sagte Maren.

Endlich hatte sie den zuständigen Chirurgen in der Leitung, und dann ging alles ganz schnell. In 5 Minuten erklärte sie ihrer Patientin den Befund und dass eine Operation unbedingt erforderlich sei. Die Patientin war einverstanden. Währenddessen rannten sie mit dem Bett in Richtung OP. Nach einer kurzen Übergabe schlossen sich auch schon die Türen des Operationstraktes hinter ihrer

Patientin. Die arme Frau, dachte Maren. Hoffentlich würde sie die Operation gut überstehen.

- **Intensivstation, Mittwoch, 11:00 h**

» Sie hatte eine Anämie. Er war auf der richtigen Spur.

Herrmann Klasen ärgerte sich. Warum mussten Internisten immer chirurgische Patienten übernehmen? Einen Tag nach der Operation stellte sich völlig unerwartet heraus: Es wird zwar operiert, aber die Anästhesisten haben auf ihrer Intensivstation keine Betten. Die Chirurgen hatten doch nicht im Ernst geglaubt, dass sie die Patienten nach einem Stenting der Aorta am nächsten Tag auf die Normalstation legen würden. Und wie immer sollte dann alles ganz schnell gehen und wie immer mussten sie es ausbaden. Oberarzt Meier hatte die Übernahme zugesagt, dann war er nach Hause gegangen. Freier Nachmittag. Und wer war jetzt zuständig? Bei der Übergabe aus der chirurgischen Abteilung hatte er kaum zugehört. Seine Kiefer mahlten, als wollten sie den Kaugummi zerquetschen, den er schon seit Stunden im Mund hatte. Die OP gestern sei gut gegangen – das sah er selbst – aber die Patientin wolle noch nicht so recht aufwachen. Vor einer Stunde war sie noch intubiert. »Sie hat eine leichte Anämie und die Niere springt noch nicht an«, so hatte sich der Kollege ausgedrückt. Wenn sich Klasen richtig erinnerte, entwickelten bis zu 25 % der Patienten nach Eingriffen an der thorakalen Aorta ein ▶ *akutes Nierenversagen*. Wegen der »leichten« Blutarmut hatte die Patientin postoperativ mehrfach Bluttransfusionen bekommen. Ihr Kreislauf musste noch mit Noradrenalin unterstützt werden. Klasen vermutete, dass die Chirurgen außerdem wieder »Waterboarding« betrieben hatten und die Patientin mit 10 Litern Infusion am Tag vollgepumpt hatten. Er brauchte ein aktuelles Labor und ein Röntgenbild. Dann warf er einen Blick in die Akte: Dissektion der thorakalen Aorta, Typ A nach ▶ *Stanford-Klassifikation*. Die Aorta war vom Aortenbogen fast bis zur Bifurkation eingerissen gewesen. Nach der weiteren Klassifikation, also ▶ *Typ I nach De Bakey*. Klasen sah sich im Computer die CT-Bilder an. Ein ausgeprägter Befund. Die hatte Arteriosklerose und eine Hypertonie. Aber war das als Ursache für die Dissektion ausreichend? Gab es weitere Risikofaktoren? Er fragte sich, wie die Patientin wohl gelebt hatte. Die Anamnese gab nicht allzu viel her. Soweit er dies der Akte entnehmen konnte, gab es keine Angehörigen. Er spuckte den zerfaserten Kaugummi aus und machte sich einen Kamillentee. Er hasste Kamille. Der Fall interessierte ihn.

Ein paar Stunden später betrachtete Klasen die aktuellen Laborwerte. Er wurde nicht schlau daraus. Er seufzte, stand auf und ging zu dem Bett der Patientin. Zunächst fiel ihm auf, dass sie erhöhte Temperatur hatte. Das konnte nach der Operation schon mal auftreten. Sie hatte keine Leukozytose, sondern eher eine verminderte Anzahl der weißen Blutkörperchen, aber einen erhöhten CRP-Wert. Das konnte auch an der Operation liegen. Klasen entschloss sich, die begonnene Antibiose mit dem Breitbandpenicillin fortzuführen. Er würde ihr noch einmal Blutkulturen abnehmen. Dann ging er zum Bett der Patientin. Sie schlief, über eine Maske bekam sie Sauerstoff. Vorsichtig zog er die Decke ein Stück zurück und betrachtete seine Patientin. Ihr Brustkorb hob und senkte sich regelmäßig. Er öffnete kurz ihre Augen, das Weiße war leicht gerötet, die Pupillen sahen unauffällig aus. Er schob die Sauerstoffmaske herunter, öffnete ihr den Mund und leuchtete hinein. Sie reagierte kaum. Die Zunge wirkte normal. Auf der Schleimhaut im Mund gab es mehrere wunde Stellen – waren das Ulzerationen? Sie hatte schlechte Zähne, das konnte auch die wunden Stellen verursachen. Die Patientin stöhnte kurz auf. Er inspizierte ihre Haut. An den Unterschenkeln hatte sie mehrere blaue Flecken. Zudem fand er mehrere kleine Bläschen und gerötete Hautstellen. Teilweise gab es Kratzspuren. An manchen Stellen wirkte es fast wie allergischer Hautausschlag. Er betrachtete die Kopfhaut. Sie hatte definitiv an Haarausfall gelitten. Er war auf der richtigen Spur.

Zurück im Arztzimmer betrachtete er zunächst das Röntgenbild: Die Lunge wirkte gestaut, auf beiden Seiten befanden sich leichte Pleuraergüsse. Er griff zum Telefon und wählte die Nummer der Notaufnahme. Er hatte Glück: Maren hatte heute Dienst. »Was kannst du mir zu der Patientin mit der Aortendissektion sagen?« »Steht das nicht alles im Arztbrief?«, fragte sie. »Ja, aber ich will das wissen, was nicht im Arztbrief steht. Was hattest du für einen Eindruck von ihr?« »Ich habe nicht allzu viel von ihr mitbekommen, weißt du. Als sie wacher geworden ist, würde ich sagen: eine einfache Frau, bodenständig.« »Sprach sie gut Deutsch?« Maren lachte. »Was du alles wissen willst! Ja, ihr Deutsch war einwandfrei.« »Alkoholikerin?« »Sind das nicht alle Deutsche?«, sagte Maren. »Also, im Ernst. Sie hatte einen leicht erhöhten Promillewert im Labor, das habe ich noch einmal nachgeschaut. Sie hatte etwas nach Schnaps gerochen. Könnte schon sein. Sie wirkte aber…wie soll ich sagen?… geordnet. Mehr weiß ich aber wirklich nicht mehr.« Klasen bedankte sich und legte auf. Dann widmete er sich wieder den Blutwerten. Die Blutplättchen waren erniedrigt. Sie hatte eine ▶ *Anämie*. Der Hb-Wert lag nach den Bluttransfusionen bei 9 mg/dl. Handelte es sich nur um eine postoperative Anämie durch den Blutverlust? Warum waren dann das ▶ *mittlere korpuskuläre Volumen (MCV)* und der ▶ *mittlere korpuskuläre Hb-Gehalt (MCH)* leicht erhöht? Außerdem hatte die Patientin auch schon vor der Operation eine Anämie gehabt. Hier würde er noch ein paar Werte nachfordern. Dann fielen ihm wieder die blauen Flecken an den Beinen ein. Es könnte eine ► *Polyneuropathie* sein, überlegte er, durch chronischen Alkoholkonsum. Für den morgigen Tag würde er noch Vitamin B_{12} und Folsäure anfordern. Ihre Nierenwerte waren deutlich angestiegen. Nierenversagen, ► *acute kidney injury* auf Neudeutsch. Auch das hatte er erwartet. Die nächsten Tage würden zeigen, ob sie eine Dialyse bräuchte. Und die nächsten Tage würden auch das Ergebnis der Blutprobe bringen, die er noch selbst ins Labor geschickt hatte. Der ► *Treponema-pallidum-Hämagglutinationstest* – er wettete auf ein positives Ergebnis.

- **Intensivstation, Donnerstag, 16:00h**

» Liquor! Ich brauche Liquor!

Am nächsten Nachmittag, Klasen hatte wieder einen der »begehrten« Spätdienste ergattert, hatte sich seine Patientin deutlich verschlechtert. Die Nierenwerte waren weiter angestiegen. Rote und weiße Blutkörperchen wie auch die Blutplättchen waren weiter gefallen. Klasen setzte als erstes das Heparin ab und ordnete einen ► HIPA-Test an. Jetzt auch noch eine ► *Heparin-induzierte Thrombozytopenie*? Dann fiel ihm auf, dass sich nicht nur die Nierenwerte verschlechtert hatten. Der Bilirubinwert war deutlich erhöht. Er schlug sich an die Stirn. Dann rief er ihm Labor an: »Ich brauche noch den ► *LDH-Wert*, die ► *Retikulozyten*, das ► *Haptoglobin*, ► *Eisen*, ► *Ferritin* und ► *Transferrin*… Heute noch? – Ja, natürlich brauche ich die Werte heute noch. Ich brauche sie sofort!« Wütend knallte er den Hörer auf die Gabel und schob sich einen Kaugummistreifen in den Mund. Was war hier eigentlich im Frühdienst passiert? Nichts, wie er befürchtete. Er bedauerte es sehr, dass seine Kollegin Karla nicht hier war. Sie wäre ihm eine wertvolle Unterstützung gewesen. Sein Magen schmerzte, das erinnerte ihn wieder an seine Arbeit. Aber er hatte jetzt keine Zeit für Kamillentee. Er ging an das Patientenbett. Die Urinausscheidung hatte abgenommen, die Beine waren geschwollen und gerötet. Der bläschenartige Ausschlag hatte sich ausgebreitet. Wenn sich nicht maßgeblich etwas änderte, würden sie morgen eine Dialyse brauchen. Als Klasen gerade wieder im Arztzimmer verschwinden wollte, hörte er einen Schrei. »Dr. Klasen!« Es war eine der Schwestern. »Sie hat einen Krampfanfall.« Er rannte zu ihrem Bett. Was war hier nur los? Seine Patientin zuckte am ganzen Körper. Er betete, dass es mit dem Aortenstent keine Probleme geben würde und lief zum Medikamentenschrank.

Er hätte sich ohrfeigen können. Vor lauter schlauen Diagnosen, hatte er gar nicht mehr an das Leitsymptom gedacht – den Krampfanfall. Deshalb war die Patientin in das Krankenhaus gekommen. Er hatte gedacht, durch die Narkosemittel sei sie ausreichend vor weiteren Anfällen geschützt. Ein Fehler. Als er das Benzodiazepin spritzte, überlegte er: Zuerst war er davon ausgegangen, dass die Patientin den ersten Anfall durch einen Alkoholentzug erlitten hatte. Es musste aber noch andere Gründe geben. Klasen gab der Patienten einen zusätzlichen BolusMidazolam, dann hörte der Anfall endlich wieder auf. Als nächstes machte er eine Ultraschalluntersuchung. Er seufzte erleichtert – die Aorta schien intakt zu sein. Er schob sich noch einen Kaugummi in den Mund und überlegte: Entweder hatte die Patientin durch ihre Alkoholabhängigkeit einen zweiten Anfall erlitten oder aber es gab noch einen ganz anderen Grund dafür. »Liquor! Ich brauche Liquor!«, rief er. Schwester Branca sah ihn verwundert an, brachte ihm aber die notwendigen Utensilien für die ▶ *Liquorpunktion.*

Zwei Stunden später wusste Klasen drei Dinge: Erstens - der Liquor war unauffällig. Zweitens – die Patientin hatte eine ▶ *hämolytische Anämie.* Das sagten ihm die Ergebnisse der nachgeforderten Werte im Labor: Erhöhte Retikulozyten, hohe LDH, erniedrigtes Haptoglobin. Und drittens – er hatte keine Ahnung, was eigentlich ihr Problem war. Er stopfte sich gleich 2 Kaugummis in den Mund, aber es kam trotzdem keine Erleuchtung. Er fühlte sich, als würde er den Wald vor lauter Bäumen nicht sehen. Die Patientin schien immun gegen alle seine Versuche die richtige Therapie zu finden. Aber wie sollte er wissen, was zu tun sei, wenn er keine Ahnung hatte, was er behandeln sollte. Es klopfte an der Tür. Er knurrte. Schwester Branca fragte: »Herr Klasen, ich störe ja nur ungern, aber wir haben noch ein paar andere Patienten. Da bräuchten wir ein paar Anordnungen.« Klasen sah sie mit leerem Blick an. Dabei mahlten seine Kiefer aufeinander. Branca sah in fast verängstigt an. »Verdammt!«, Schwester Branca wich erschrocken zurück. »Was ist passiert?« »Ich habe mir auf die Zunge gebissen«, sagte Klasen. Vielleicht war Rauchen doch gesünder? Klasen versuchte sein Gehirn neu zu starten und besprach mit der Schwester die anderen Befunde. Aber er schaffte es nicht, bei der Sache zu bleiben. Vorhin hatte er irgendetwas gedacht,… eine Idee, aber er konnte sie nicht greifen. Ein schreckliches Gefühl für ihn.

- **Intensivstation, Freitag, 16:30 h**

» Du mischt dich in meinen Fall ein. – Es ist auch ihr Fall!

3 Spätdienste am Stück waren schon ein besonderes Schmankerl. Aber Klasen hatte nichts dagegen. Der Morgen war nicht zum Arbeiten gedacht, sondern zum Schlafen. Spät aufstehen, spät Kaffee trinken, vormittags Ruhe zu haben, das empfand Klasen als wirklichen Luxus. Er beneidete seine Freunde mit ihren 9-to-5-Jobs nicht. Sie ihn wohl auch nicht. »Wie hältst du das nur so lange aus, diese Dienste?«, fragten sie ihn immer wieder. Und er hatte darauf jedes Mal die gleiche Antwort: »Mir macht es Spaß.« Und das war eine ehrliche Antwort. Aber was ihm gerade keinen Spaß machte, war der Zustand seiner Patientin. Wie vereinbart hatte sie heute Morgen ein Schädel-CT erhalten und das Ergebnis war niederschmetternd: sie hatte in den letzten Tagen mehrere Schlaganfälle erlitten. Das war Klasen ein Rätsel. Im ▶ *EEG* waren ▶ *epilepsie-typische Potentiale* verzeichnet. Was spielte sich in ihrem Gehirn ab? Außerdem schied sie gar keinen Urin mehr aus. Und als er den Nephrologen wegen der Dialyse angerufen hatte, hatte der gesagt: »Warum haben Sie mir nicht früher Bescheid gesagt?« Hätte er ihn früher angerufen, dann wäre die Antwort gewesen: »Rufen Sie mich morgen wieder an. Wir warten erst einmal ab.« Aber er war nicht hier, um es dem Nephrologen Recht zu machen, er musste seiner Patientin helfen. Dazu ging er noch einmal alle Befunde durch. Er zückte seinen Notizblock und notierte die Symptome und Erkrankungen in chronologischer Reihenfolge: Krampfanfall, Aortendissektion, Nierenversagen, hämolytische Anämie, erneuter Krampfanfall, Apoplexie. Er brachte es nicht zusammen. Er erschrak, als sich plötzlich die Tür öffnete. Es war seine Kollegin Sabine Fischer. Er wurde nur ungern gestört, vor allem von ihr. Bestimmt wollte sie sich wieder in die Behandlung seiner Patienten einmischen. Das konnte er genauso wenig leiden wie sie. »Kannst du nicht anklopfen?« »Das ist das Arztzimmer. Du bist Arzt. Ich bin Arzt. Hier bin ich«, entgegnete sie ungerührt. »Ich wollte mit dir sprechen, wegen deiner Patientin mit der Aortendissektion. Das sieht ja gar nicht gut aus.« Klasen schwieg. Er wusste selbst, dass es nicht gut um sie stand. »Ich habe mich heute Morgen etwas ausführlicher mit dem Fall beschäftigt und würde ihn gerne im ▶ *Ethik-Forum* besprechen.« Klasen hätte beinahe seine Tasse mit dem kalten Kamillentee umgeworfen. »Wieso denn das Ethik-Forum?« »Na, wie du dir sicherlich auch schon gedacht hast, befindet sich die Patientin in einer schicksalshaften Lage.« »Das kann man so sagen« »Sollte sie je wieder aufwachen, dann wird sie wahrscheinlich erhebliche Einschränkungen haben. Schau dir die CT-Bilder vom Kopf an. Das sind ein paar Schlaganfälle zu

viel. Und dann wirst du sie sicherlich heute dialysieren wollen, nehme ich an.«
»Allerdings.« »Fraglich ist aber, ob sie dem überhaupt zustimmen würde in ihrer
jetzigen Lage.« »Aber sie hat doch der Operation an der Aorta auch zugestimmt«,
entgegnete Klasen. »Da hatte sie aber noch keine Schlaganfälle und ist nicht unbedingt davon ausgegangen, als Pflegefall wieder aufzuwachen. Außerdem war es
ein Notfalleingriff.« »Verstehe«, sagte Klasen. »Aber wenn wir sie nicht bald dialysieren, dann stirbt sie.« »Aber vielleicht wäre ihr das in einer solchen Situation
lieber?« Klasen lehnte sich in seinem Stuhl zurück. »Sabine, ich verstehe dich und
die Situation ist wirklich sehr schwierig. Aber noch weiß ich gar nicht, was sie hat.
Vielleicht kann ich ihr noch helfen.« »Was denn? Willst du ihr ein Paar neue Nieren schenken?« Klasen schnellte auf seinem Stuhl nach vorne. »Nein, ich sage nur,
noch ist der Krankheitsverlauf nicht klar und absehbar.« »Doch, das ist er: Bestenfalls wird sie nämlich als Pflegefall aufwachen. Auch wenn du herausfindest, an
was sie leidet.« »Es ist alles für die Dialyse vorbereitet.« »Wir müssen das erst im
Forum besprechen. Vorher kannst du sie nicht dialysieren. Ist alles mit dem Oberarzt besprochen.« Klasen war nun von seinem Stuhl aufgesprungen. Sabine stand
noch immer in der Tür. »Sabine, das kannst du nicht machen. Du mischt dich in
meinen Fall ein.« Sie unterbrach ihn: »Es ist nicht nur dein Fall. Ich hatte heute
Morgen Frühdienst. Es ist auch mein Fall.« »Ich bitte dich…« »Und nicht zuletzt
ist es auch ihr Fall!« Beide hatten ihre Stimmen immer mehr erhoben, bis zuletzt
Sabine Fischer fast geschrien hatte. Dann unternahm sie noch einmal einen Anlauf
und sagte mit ruhiger Stimme: »Du kennst den Ablauf: Wir kennen den aktuellen
Willen der Patientin nicht. Einen im Voraus verfügten Willen wie eine ▸ *Patientenverfügung* oder Ähnliches gibt es nicht. Sie hat keine Angehörigen, die uns
helfen könnten, ihren mutmaßlichen Willen zu ermitteln…« Klasen fiel ihr ins
Wort: »…und deshalb entscheiden wir zum Wohle des Patienten und führen die
verdammte Dialyse durch!« Schließlich sagte keiner der beiden etwas und Klasen
ließ sich wieder auf seinen Stuhl fallen. »Wann ist die Sitzung?«, fragte er erschöpft.
»Die Sitzung findet jetzt statt. In 2 Stunden weißt du Bescheid.« Dann verließ sie
das Arztzimmer. Klasen atmete schwer und schenkte sich noch einen Tee ein. Er
musste sich ablenken. Mit zittrigen Fingern schlug er sein Notizbuch auf und
schrieb noch 2 weitere Begriffe dazu: ▸ *Perikarderguss* und ▸ *Alopezie*. Dann fielen ihm wieder seine eigenen Worte ein: Sie schien immun gegen alle seine Versuche, ihr zu helfen. Plötzlich sprang er von seinem Stuhl auf. Er hatte die Lösung.
Aber ihm blieb nicht mehr viel Zeit. Eine sehr einfache Untersuchung würde ihm
weiterhelfen. Er lachte. Jeder Hausarzt hätte sie durchführen können.

- **Intensivstation, 18:30 h**

» Eine einfache Untersuchung…

2 Stunden später hatte er das Ergebnis. Die ▶ *Blutsenkungsgeschwindigkeit* war massiv erhöht. So einfach war das: Blut in ein Röhrchen, 2 Stunden abwarten und dann ablesen, wie weit die festen Bestandteile des Blutes nach unten gesunken waren. Er war auf der richtigen Spur. Jetzt brauchte er noch weitere Werte. Er hatte gerade mit dem Labor telefoniert, da tippte ihn seine Kollegin Sabine Fischer auf die Schulter. »Du kannst mit der Dialyse anfangen.« Dann drehte sie sich um und verließ die Intensivstation. Es musste sie große Überwindung gekostet haben, die Entscheidung persönlich mitzuteilen. Wahrscheinlich war sie von Oberarzt Meier dazu verpflichtet worden. Später hatte er mit seiner Freundin über den Fall gesprochen. »Manchmal willst du nur die die Diagnose wissen.« »Aber du darfst dabei das Menschliche nicht aus den Augen verlieren«, hatte sie gesagt. Er hatte ihr »Küchenpsychologie« vorgeworfen, woraufhin sie entgegnet hatte: »Du kannst doch froh sein, wenn dich deine Kollegen wieder auf den Boden der Tatsachen bringen.« Er hatte wütend den Raum verlassen.

Die Patientin bekam ihre Dialyse. Und er hatte eine weitere Entscheidung. getroffen. Würde es auch diesmal gutgehen? Den ersten Kortisonstoß verabreichte er selbst, dann ordnete er eine Hochdosis-Prednisolon-Therapie an. Die Patientin schien immun gegen alle seine Versuche ihr zu helfen. Er würde ihr Immunsystem herunterfahren.

- **Im Nachtdienst, Samstag**

» Vielen Dank?

Als er am nächsten Tag zum Nachtdienst kam, war er aufgeregt. Den ganzen Tag hatte er sich zwingen müssen, nicht im Krankenhaus anzurufen. Zuerst erkundigte er sich bei der Krankenschwester nach seiner Patientin. Die Dialyse hatte angeschlagen, das Fieber war deutlich zurückgegangen. Ihr Kreislauf hatte sich stabilisiert. Es ging ihr deutlich besser. Dann ging er ins Arztzimmer, setzte Teewasser auf und nahm vor seinem Schreibtisch Platz. Dort fand er einen Zettel, darauf stand: »Glückwunsch. Sabine.« Er klickte die Laborbefunde an, die er gestern noch angefordert hatte. ▶ Treponema-pallidum-Hämagglutinations-Test: negativ. ▶ *Antinukleäre Antikörper* deutlich erhöht. ▶ *Antiphospholipid-Antikörper*: positiv. ▶ *Antikörper gegen Doppelstrang-DNS*: positiv. Die erhöhte Blutsenkungsge-schwindigkeit hatte ihn bereits auf die richtige Spur gebracht: ▶ *Lupus*! Dabei war er die ganze Zeit von einer anderen Erkrankung ausgegangen. Die Dissektion hatte ihn glauben lassen, die Patientin leide an ▶ *Syphilis*. Denn bei dieser Erkran-kung kann es zur Bildung eines Aortenaneurysmas kommen. Es hatte so gut in sein Bild gepasst. Die alleinlebende Frau, Alkoholikerin. Sie hatte sich in jüngeren Tagen bestimmt einmal angesteckt und dann die Symptome ignoriert. Der Haar-ausfall konnte jedoch bei beiden Erkrankungen auftreten. Aber es gab nur eine Erkrankung, die im wahrsten Sinne »alles« verursachen konnte, und das war der Lupus. Aber was hatte er eigentlich gewonnen? Und vor allem: Was hatte die Pa-tientin gewonnen? Sie hatte mehrere Schlaganfälle erlitten, es war nicht klar, ob sie zeitlebens auf die Dialyse angewiesen sein würde. Wenn er es nur früher erkannt hätte… Aber er wusste, dass ihn solche Gedanken nicht weiterbringen würden. Er konnte sich freuen, dass er doch die richtige Diagnose gefunden hatte. Alles Weitere würde sich in den nächsten Tagen entscheiden. Er nahm ein Blatt Papier und wollte seiner Kollegin eine Nachricht schreiben. Aber ihm fiel nichts ein. »Vielen Dank?« Das klang so banal. Zum Glück hatte er noch eine Tafel Schoko-lade. Die legte er in das Fach von seiner Kollegin Sabine Fischer. Sie würde schon wissen, wie er es meinte.

Als Klasen am Morgen nach dem Dienst nach Hause ging, fühlte er sich er-leichtert. Wieder war ein Fall gelöst. Doch er konnte das Gefühl nicht genießen. Was hatte es alles für einen Sinn, wenn die Patientin nichts davon hatte? Manchmal fragte er sich, ob er den Menschen überhaupt einen Gefallen tat. Aber wenn er anfing, sich darüber den Kopf zu zerbrechen, dann könnte er auch gleich aufhören zu arbeiten. Und das würde er nie tun. Immerhin freute er sich jetzt darauf, dass er einen Tag frei hatte. Und das war schon mal ein großer Fortschritt.

5.2   Faktencheck

- **Schockraum**

Wegen eines epileptischen Anfalls wird die Patientin zunächst über den **Schock-raum** im Krankenhaus aufgenommen. Abgesehen von Patienten, die zum Beispiel im Rahmen eines Verkehrsunfalls ein Polytrauma erlitten haben, können natürlich auch »internistische Patienten« über den Schockraum eingeliefert werden. Das bietet sich bei kritisch kranken Patienten an. Sie profitieren von einem Team aus Ärzten verschiedener Fachrichtungen. Der Anästhesist kann sich zum Beispiel um die Beatmung und Stabilisierung des Patienten kümmern, während der Internist ein Ultraschall des Herzens macht. Außerdem können in diesem Fall gleich die notwendigen radiologischen Untersuchungen wie eine Computertomographie des Schädels bei erstmalig aufgetretenem Krampfanfall durchgeführt werden. Die Leitung übernimmt der Trauma-Leader. Da es sich bei unserem Fall um ein neurologisches Krankheitsbild handelt, ist zusätzlich auch der Neurologe anwesend.

- **GCS**

Im Schockraum ist unsere Patientin zunächst bewusstlos. Auf der **Glasgow Coma Scale (GSC)** erreicht sie nur 4 Punkte. Anhand der Skala kann man den Bewusstseinszustand eines Patienten beschreiben. Für die Kriterien »Augen öffnen«, »Verbale Reaktion« und »Motorische Reaktion« werden Punkte verteilt – je nachdem, wie gut der Patient in der Lage ist, die Aufforderungen zu befolgen.

Bei einem Punktewert von 4 ist der Patient tief bewusstlos.

- **Anfall und anfallsspezifische Fakten**

Leitsymptom unserer Patientin ist ein **generalisierter tonisch-klonischer Anfall**. Zu den generalisierten Anfällen zählen außerdem Absencen, myoklonisch, tonische oder atonische Anfälle. Neben generalisierten Anfällen gibt es fokale Anfälle, die man nach der neueren Klassifikation in solche mit und ohne Bewusstseinsverlust einteilt. An den Anfall schließt sich oft eine **postiktale Phase** an, die bis zu 24 Stunden und länger dauern kann. Die mittlerweile im Schockraum eingetroffene Neurologin vermutet, dass eine **Todd'sche Parese** vorliegen könnte. Das ist eine Lähmung des betroffenen Körperabschnitts in der postiktalen Phase, meist nach einem fokalen Anfall. Die Parese kann aber auch nach einem generalisierten Anfall auftreten. In seltenen Fällen können die Lähmungserscheinungen sogar bis zu mehreren Tagen andauern, meistens verschwinden sie jedoch nach Minuten bis Stunden von alleine. Der Notarzt hat noch die Information vom Hausarzt, die Patientin habe bislang nicht an einer **Epilepsie** gelitten. Dies wäre natürlich eine naheliegende Ursache für den Anfall. Nach der neuen Klassifikation gibt es eine Einteilung für Epilepsien in »genetisch« (genetische Ursachen vermutet oder nachgewiesen), »strukturell/metabolisch« (früher: symptomatisch; hier lässt sich eine Schädigung im zentralen Nervensystem nachweisen) und »unbekannte Ursache« (früher: kryptogen).

Der Notarzt hat vom Hausarzt auch noch die Information, dass die Patientin möglicherweise alkoholabhängig ist. **Alkohol** kann sehr viele Erkrankungen verursachen und ist ein häufiger Grund für den Aufenthalt in einer Notaufnahme. Das geht von der Alkoholintoxikation über den Alkoholentzug bis hin zu den vielen Folgeschäden wie Pankreatitis und Leberzirrhose.

Die Ärzte vermuten erst einmal einen **Entzugsanfall**. Der kann wie jeder epileptische Anfall zunächst mit Benzodiazepinen behandelt werden. Bei einem beginnenden Delir treten bei ca. einem Fünftel der Patienten epileptische Anfälle auf. Wenn man sich bewusst macht, dass ein unbehandeltes Alkoholdelir eine Sterblichkeit von 15 % hat, sollte man einen »Entzugskrampf« – ein tägliches Ereignis in der Notaufnahme – auf jeden Fall ernst nehmen.

Welche Fachabteilung übernimmt einen Patienten mit einem epileptischen Anfall? Diese Frage stellen sich nun die anwesenden Ärzte im Schockraum. Es kommt auf die Ursache an, aber natürlich bietet sich eine Verlegung in die Neurologie an. Auf einer **Stroke Unit** werden Patienten mit akuten Schlaganfällen versorgt. Für Schlaganfallstationen gibt es ebenso wie für Chest Pain Units bestimmte Zertifizierungskriterien. Dazu gehören unter anderem eine Mindestanzahl an Überwachungs-Betten, eine fachärztliche Versorgung verschiedener Disziplinen und die notwendige technische Ausstattung wie zum Beispiel Computertomographie und ein Notfall-Labor. Auch andere überwachungspflichtige neurologische Patienten können auf einer Stroke Unit behandelt werden. Die Betten sollten aber für Patienten mit Schlaganfällen freigehalten werden. Da es aber in unserem Fall ohnehin keine Betten auf der Stroke Unit gibt und die Patientin wieder einigermaßen wach ist, kommt sie zunächst in die Notaufnahme.

▪ Akutes Abdomen und FAST-Sono

Dort kümmert sich die diensthabende Ärztin um die Patientin. Die klagt bei der Untersuchung plötzlich über Bauchschmerzen. Die Ärztin vermutet ein **akutes Abdomen**. Das ist eine lebensbedrohliche Erkrankung im Bauchraum. Man muss umgehend herausfinden, was die Ursache ist, und die notwendige Therapie einleiten. Dr. Schneider versucht sich in einer orientierenden Ultraschalluntersuchung des Bauchraums einen Überblick zu verschaffen. **FAST** steht für Focused Abdominal Sonography for Trauma und wird zunehmend in der Notfallmedizin angewendet. Man sucht nach freier Flüssigkeit: Zwischen Niere und Leber im Morison-

Pouch, zwischen Niere und Milz im Koller-Pouch oder im Douglas-Raum zwischen Rektum und Uterus bzw. Rektum und Blase bei Männern. Ein orientierender Blick auf Leber, Gallenblase und -gang sollte genügen. Im Flankenschnitt kann man erkennen, ob ein Harnstau vorliegt. Dann ein Blick auf die Gefäße: Liegt eine Aortendissektion vor? Der Durchmesser der Vena cava erlaubt eine Aussage über den Flüssigkeitsstaus eines Patienten. In unserem Fall glaubt die Ärztin im Oberbauch-Querschnitt (nach kranial) einen Perikarderguss zu erkennen.

- **Perikarderguss**

Ursachen für einen **Perikarderguss** sind Verletzungen, Urämie, Viren, Bakterien und Tumor-Erkrankungen (auch nach Bestrahlung). Bei einem Myokardinfarkt kann durch eine Herzwandruptur ein Erguss entstehen. Wenn man sich das besser merken möchte – das Wort VITAMIN ist auch dafür ein guter Merkspruch: Vaskulär (Aortendissektion), Infektionen,Trauma und Tumor, Autoimmunerkrankungen, Myokardinfarkt, Idiopathisch und iatrogen und N für Niere (Urämie).

- **Aortendissektion und Klassifikation**

Der Perikarderguss in Zusammenhang mit fehlenden peripheren Pulsen, der Blutdruckdifferenz und der Mediastinalverbreiterung veranlasst die Ärztin mit ihrer Patientin sofort ins CT zu fahren. In der Computertomographie bestätigt sich der Verdacht auf eine **Aortendissektion**. Es ist nicht klar, ob diese im Rahmen des Krampfanfalls aufgetreten ist oder ob die Dissektion eine kurzzeitige Hypoxie auslöste, die dann zu einem Anfall geführt hat. Beides wäre möglich.

Bei der Dissektion reißt die Intimaschicht des Gefäßes ein. Bei unserer Patientin ist die Aorta ascendens betroffen. Deshalb handelt es sich nach der **Stanford-Klassifikation** um eine Dissektion nach Stanford A. Das bedeutet eine sofortige OP-Indikation. Typ B würde die Aorta descendens betreffen. Eine andere Einteilung ist die nach **DeBakey**: Typ I beschreibt eine Dissektion der Aorta ascendens und der distalen Aorta, bei Typ II besteht nur eine Dissektion im Ascendensbereich. In beiden Fällen muss operiert werden. Bei Typ III (= Stanford B) ist nur der Descendes-Bereich betroffen.

Dass die Dissektion nahezu ohne Symptome abläuft, ist selten, kann aber passieren. Die klassischen Beschwerden sind ein plötzlicher und sehr starker Brustoder Rückenschmerz. Ungefähr ein Drittel der Patienten hat fokale neurologische

Defizite, außerdem Bauchschmerzen oder eine Puls- und Blutdruckdifferenz. Im Verlauf kann es zum Schock oder Perikarderguss kommen. Folgende Erkrankungen bedeuten ein erhöhtes Risiko für eine Dissektion: Bluthochdruck und Atherosklerose, Aortenklappenerkrankungen, vorausgegangen Operationen an der Klappe oder der Aorta, eine positive Familienanamnese, das Marfan-Syndrom oder eine Vaskulitis. Bei einem Fünftel der Patienten ist im Röntgenbild das **Mediastinum** verbreitert (das ist der Raum, in dem mit Ausnahme der Lungen alle Brustorgane eingebettet sind). Die Dissektion erkennt man am besten in einer Computertomographie mit Kontrastmittel. Ein unauffälliges D-Dimer macht eine Dissektion sehr unwahrscheinlich.

■ Akutes Nierenversagen (ANV)

Jeder Vierte der Patienten mit Eingriffen an der thorakalen Aorta entwickelt ein **akutes Nierenversagen (acute kidney injury)**. Insgesamt kommt es bei ungefähr 5 % aller Intensivpatienten zu einem Nierenversagen. Häufige Gründe dafür sind große Operationen, eine Sepsis, ein Pumpversagen, Volumenmangel oder nephrotoxische Medikamente. Allgemein kann man ein Nierenversagen in ein prärenales, intrarenales und postrenales Nierenversagen einteilen. Ein prärenales Nierenversagen entsteht durch Volumenmangel oder Pumpversagen, eine intrarenales Nierenversagen meist durch Medikamente. Das postrenale Versagen wird durch Abflusshindernisse der Harnwege hervorgerufen.

Zur Klassifizierung gibt es die RIFLE-Kriterien: Risk – Injury – Failure – Loss – Endstage. Die ersten 3 Kriterien, Risk, Injury und Failure, bezeichnen ein Ansteigen des Kreatininwertes auf das 2-fache (Risk), das 3-fache (Injury) über das 3-fache des Ausgangswertes (Failure). Außerdem fällt die Urinproduktion auf weniger als 0,5 Milliliter pro Kilogramm pro Stunde über einen Zeitraum von 6 (Risk), 12 (Injury) oder 24 Stunden (Failure). Loss steht für einen Verlust der Nierenfunktion über 4 Wochen, Endstage bei über 3 Monaten.

Die Therapie des Nierenversagen ist die Behandlung der Ursachen: zum Beispiel das Absetzen der nierenschädigenden Medikamente. Flüssigkeit und Elektrolyte müssen bilanziert werden. Zuletzt bleibt nur die Dialyse.

- **Anämie und Anämieparameter**

Als die Patientin auf die internistische Intensivstation übernommen wird, hat sie eine **Anämie**. Die kann zunächst postoperativ durch den Eingriff bedingt sein. Neben einem Blutverlust kann eine Störung der Blutbildung vorliegen, zum Beispiel durch Mangelzustände (Eisen, Vitamin B_{12}, Folsäure), hämatologische Erkrankungen, chronische Erkrankungen oder eine Niereninsuffizienz (renale Anämie).

Durch verschiedene Formen einer **hämolytischen Anämie** werden vermehrt rote Blutkörperchen abgebaut. Das kann durch Autoimmunerkrankungen wie Lupus entstehen. Daneben gibt es noch viele andere Ursachen für Hämolyse, zum Beispiel die Thalassämie oder andere seltene vererbbare Erkrankungen, Medikamente oder Infektionskrankheiten.

Das Enzym Lactatdehydrogenase (**LDH**) als ein Marker für die Zellschädigung und das Bilirubin als Abbauprodukt des Hämglobins sind erhöht. **Haptoglobin** bindet und transportiert Hämoglobin und ist bei den meisten Formen der hämolytischen Anämie erniedrigt.

Anhand des Volumens und des Hb-Gehalts der roten Blutkörperchen gibt es eine weitere Einteilung für Anämien: Normalerweise liegen der **mittlere korpuskuläre Hämoglobin-Gehalt (MCH)** und das **mittlere korpuskuläre Volumen (MCV)** bei hämolytischen Anämien im Normal-Bereich. Dann handelt es sich um eine normochrome normozytäre Anämie. Die tritt auch noch auf bei einer Blutungsanämie, einer aplastischen Anämie und einer renalen Anämie.

Daneben gibt es die hypochrome mikrozytäre Anämie. Dabei sind MCH und MCV erniedrigt, wie zum Beispiel bei Eisenmangelanämie. Bei einer hyperchromen makrozytären Anämie sind MCH und MCV erhöht. Das deutet zumeist auf einen Vitamin B_{12}- oder Folsäuremangel hin, und heißt dann megaloblastäre Anämie. Die tritt oft bei alkoholkranken Menschen auf.

Für eine weitere Unterscheidung fordert der Intensivmediziner bei unserer Patientin die **Retikulozyten** an, das sind die Vorläuferzellen der roten Blutkörperchen. Ihr Wert ist bei hämolytischen Anämien und bei Blutungsanämien erhöht. Außerdem lässt er **Eisen** und **Ferritin** (Speichereisen) bestimmen. Die Werte sind bei einer Eisenmangelanämie erniedrigt. Da Ferritin ein Akut-Phase-Protein ist, ist es bei Tumoren, Entzündungen oder Infekten erhöht. **Transferrin**, an das das Eisen im Blut gebunden ist, ist dann im Gegenzug erniedrigt.

■ **Thrombozytopenie**

Unserer Patientin fehlt es aber nicht nur an Blut, sondern auch an Blutplättchen. Die Anzahl der Thrombozyten fällt ab. Eine **Thrombozytopenie** kann durch hämatologische Erkrankungen wie eine Leukämie entstehen. Weitere Ursachen sind die Bildung von Autoantikörpern bei Lupus, einer thrombotisch-thrombozytopenische Purpura oder der chronischen idiopathischen thrombozytopenische Purpura (M. Werlhoff) und das hämolytische urämische Syndrom. Wenn das Knochenmark durch Medikamente, Chemikalien, Strahlung oder Infektionen Schaden nimmt, werden zu wenige Thrombozyten gebildet. Die Patientin hat durch ihren chronischen Alkoholkonsum einen Folsäuremangel. Zu wenig Folsäure oder Vitamin B_{12} können eine Thrombozytopenie verursachen. Und nicht zuletzt kann Heparin zu einem Abfall der Blutplättchen führen.

Die meisten Patienten auf einer Intensivstation bekommen Heparin. Immerhin 5 % der Patienten entwickeln in den ersten 5 Tagen der Behandlung mit unfraktioniertem Heparin eine **Heparin-induzierte Thrombozytopenie** (HIT). Bei der nicht-immuologischen Frühform (Typ I) normalisiert sich die Anzahl der Blutplättchen wieder und das Heparin kann weiter gegeben werden. Bei der immunologisch bedingten Form (Typ II) muss man das Heparin sofort absetzen, sonst kann es durch das Verklumpen der Blutplättchen mit den gebildeten Antikörpern zu Thrombosen und zu einer Lungenembolie kommen. Die Gefahr ein HIT II zu entwickeln ist bei unfraktioniertem Heparin 30 Mal höher als niedermolekularem Heparin. Wenn Patienten noch nicht sensibilisiert sind, entwickelt sich das HIT II meist erst nach 5 Tagen. Deshalb wartet der Arzt in unserem Fall noch den **HIPA-Test** (Heparin-induzierter Plättchenaktivierungsassay) ab und stellt die Therapie nicht sofort auf Argatroban um. Mit dem HIPA-Test oder einem ELISA-Test kann man eine heparin-induzierte Thrombozytopenie nachweisen. Oder man setzt das Heparin ab – wenn nach spätestens 48 Stunden die Thrombozyten wieder ansteigen, liegt mit ziemlicher Sicherheit ein HIT vor.

■ **Polyneuropathie**

Auf der Intensivstation fällt Dr. Klasen am Anfang nicht nur eine Anämie auf. Er entdeckt bei der Patientin blaue Flecken an den Unterschenkeln. Bei Alkoholabhängigkeit kann es durch Vitaminmangel und einer direkten Schädigung der Nerven zu einer **Polyneuropathie** kommen. Weitere Ursachen für eine Polyneu-

ropathie sind zum Beispiel Diabetes mellitus, Infektions- und Autoimmunerkrankungen.

▪ Liquorpunktion

Während man sich noch Gedanken über die Blutarmut und die Blutplättchen
macht, erleidet die Patientin einen erneuten epileptischen Anfall. Um auszuschließen, dass die Patientin eine Meningitis oder Enzephalitis hat, führt der Arzt eine
Liquorpunktion durch. Das ist normalerweise eine Lumbalpunktion. Diese wird
unter sterilen Bedingungen im Sitzen oder Liegen zwischen dem 3. und 5. Len-
denwirbelkörper durchgeführt. Zuvor muss man die Blutgerinnung beachten und
einen erhöhten Hirndruck ausschließen.

▪ ETP

Bei unserer Patientin ergibt bei einer Liquorpunktion kein auffälliger Befund. Die
Ursache der Anfälle bleibt noch unklar. Im **Elektroenzephalogramm** (EEG) zei-
gen sich aber als einen möglichen Hinweis auf eine **Epilepsie Epilepsie-typische
Potentiale** (ETP).

▪ Syphilis

Als der Arzt unsere Patientin auf der Intensivstation aufnimmt, geht er zunächst
davon aus, dass sie an **Syphilis** leidet. Wie kommt er darauf?

Das Aortenaneurysma ist eine häufige Spätfolge dieser Erkrankung. Eine
chronische Entzündung der Aorta (Mesaortitis syphyllitica) kann nach fünf bis
fünfzig Jahren im Rahmen der Spätsyphilis auftreten und schließlich zu einem
Aortenaneurysma oder einer Aortenklappeninsuffizienz führen. Seit dem Jahr
2010 gibt es einen Anstieg der gemeldeten Syphilis-Erkrankungen in Deutschland,
2012 waren es gut 4000 Fälle. Der ebenso gebräuchliche lateinische Name »Lues«
bedeutet »Seuche«. Der Name kommt daher, dass die Erkrankung bevor es Antibiotika gab, sehr schwierig zu behandeln war und fast seuchenartig verbreitet war.
Anschaulich beschreibt der russische Autor und Arzt Michail Bulgakow in seinem
Buch »Arztgeschichten« die Erkrankung (s. Anhang, Tipps zum Weiterlesen,
Bulgakow, Arztgeschichten). Mit Penicillin kann man den Erreger *Treponema*

pallidum gut mit behandeln. Das stand Bulgakow im Jahre 1926 noch nicht zur Verfügung, weshalb er seinen Patienten nur »Einreibungen« mit einer Quecksilbersalbe und Jodkalium verschreiben konnte. Bei der Erkrankung bildet sich am Genital zunächst der »Harte Schanker« (Ulcus durum), von dem nur eine Narbe zurückbleibt. Bulgakow bekam die Patienten meistens erst im Sekundärstadium (ab ca. 6 Wochen) zu sehen, wenn sie am ganzen Körper Exantheme hatten oder wenn sie über Heiserkeit, Halsschmerzen oder Haarausfall klagten. Im Tertiärstadium (Spätsyphilis) kann es dann zu Hautknoten (»Gummen«) kommen. Bei Knochenbefall entstehen Deformitäten wie zum Beispiel eine »Sattelnase«. Bei Befall der Gefäße kann ein Aneurysma der Aorta ascendens entstehen, das in unserem Fall Dr. Klasen auf die falsche Fährte führte. Die Neurosyphilis im Spätstadium kann u.a. eine chronische Enzephalitis, fortschreitende Paralyse und Demenz verursachen.

Den Erreger lässt sich durch den Nachweis von Treponema-pallidum-Antikörper identifizieren. Dazu gibt es den **Treponema-pallidum-Hämagglutinationstest (TPHA)**, ein weiterer Test bestätigt den Befund. Aus dem Medizinstudium kennt man noch den Begriff »Dunkelfeldmikroskopie«. Das ist ein unsicherer direkter Erregernachweis, und kommt im klinischen Alltag eher selten zum Einsatz.

Aber der Verdacht auf Lues bestätigt sich in unserem Fall nicht, der Erreger kann nicht nachgewiesen werden. Wie so oft führt die Annahme einer Diagnose dazu, dass man sich die passenden Symptome dazu sucht. Irgendwie passt dann alles ins Bild.

■ **Haarausfall**

Eines dieser Symptome ist **Alopezie**. Schon zu Anfang auf der Intensivstation bemerkt man den Haarausfall. Alopezie kann angeboren sein (Alopecia androgenetica), tritt aber auch im Rahmen bestimmter Erkrankungen auf. Eine häufige Form von Haarausfall ist die Alopecia areata – der kreisrunde Haarausfall. Das ist eine durch das Immunsystem ausgelöste Entzündungsreaktion von noch nicht geklärter Ursache.

Unsere Patientin leidet an diffusem Haarausfall. Das ist bei Frauen häufiger und kann durch Hormonschwankungen, Schilddrüsenerkrankungen, Eisenmangel oder einfach Stress entstehen. Außerdem können diverse Medikamente, Chemikalien oder Tumore schuld sein. Der Arzt in unserem Fall weiß, dass Alopezie ein Symptom ist, das auch bei Syphilis auftritt. Aber es gibt noch weitere mögliche

Ursachen wie Pilzbefall, Viren (Herpes zoster) und Bakterien (zum Beispiel Impetigo). Und nicht zuletzt können auch Autoimmunerkrankungen wie Sarkoidose oder Lupus zu Alopezie führen.

- **Lupus erythematodes**

Eine Autoimmunerkrankung, die sehr viele verschiedene Symptome, darunter auch Haarausfall hervorrufen kann, ist **Lupus**. Oft äußert sich die die Erkrankung an der Haut, sie kann aber den gesamten Körper befallen. Auf der Haut kann, muss aber nicht, das sogenannte Schmetterlingserythem auftreten. Außerdem kommt es zu Mundschleimhautgeschwüren und einer Hautvaskulitis (in unserem Fall ist es eine Uritakriavaskulitis). Der systemische Lupus wird auch als »Chamäleon« bezeichnet, da er verschiedene Organsysteme, Nerven, Muskeln und Gelenke befallen kann. Die Erkrankung tritt meistens bei gebärfähigen Frauen auf, bei unserer Patientin handelt es sich um einen sogenannten »late onset lupus«.

Als Kollagenose zählt man Lupus zu den Erkrankungen aus dem rheumatischen Formenkreis. Allgemein können Beschwerden wie Fieber und Abgeschlagenheit auftreten. Wie auch bei anderen rheumatischen Erkrankungen schmerzen häufig die Gelenke oder Muskeln. Der Lupus kann das Herz und die Lunge befallen oder eine vorzeitige Arteriosklerose auslösen. An den Nieren kann es zur Lupusnephritis kommen. Und nicht zuletzt werden durch die Erkrankung neurologische Veränderungen hervorgerufen, die Krampfanfälle bis hin zum Status epilepticus oder Schlaganfälle verursachen können. Also tatsächlich ein »weites Feld« an Symptomen.

Wichtige Hinweise liefern Veränderungen im Blutbild wie Leukozytopenie und Thrombopenie oder auch eine hämolytische Anämie. Wie bei vielen rheumatischen Erkrankungen ist die **Blutsenkungsgeschwindigkeit** erhöht. Das bedeutet, dass die festen Bestandteile des Blutes in einem Röhrchen in einem bestimmten Zeitraum schneller absinken. Was vor allem an dem erhöhten Anteil der Akut-Phase-Proteine bei Entzündungen liegt.

Spezifische Marker sind der Nachweis von **antinukleären Antikörpern, Antikörper gegen Doppelstrang-DNS** und **Antiphospholipid-Antikörper**.

Bei schweren Fällen muss hochdosiert Prednisolon gegeben werden. Dies dürfte unsere Patientin gerettet haben. Allerdings ist es fraglich, ob sie noch davon profitieren kann.

■ **Patientenverfügung**

Durch mehrere Schlaganfälle muss sie erhebliche Einschränkungen hinnehmen.
Es ist nicht klar, ob sie über einen längeren Zeitraum eine Dialyse brauchen wird.
Die Patientin ist nicht bei Bewusstsein, kann also ihren eigenen Wunsch für die
weitere Therapie nicht äußern. Es gibt auch keine **Patientenverfügung**, in der
festgelegt ist, was in dieser Situation dem Willen der Patienten entsprechen würde.
Generell zählt immer der aktuell erklärte Wille des Patienten. Wenn der nicht
bekannt ist, dann gilt ein im Voraus verfügter Wille, der zum Beispiel durch eine
Patientenverfügung festgelegt ist. Diese ist seit dem Patientenverfügungsgesetz
von 2009 in Deutschland für den Arzt gesetzlich bindend, sie muss aber auf die
aktuelle Situation zutreffen. Wenn es keine Verfügung gibt, dann muss man sich
nach dem mutmaßlichen Willen des Patienten richten. Was waren seine Wertvor-
stellungen? Hat er sich früher in Bezug auf eine solche Situation geäußert? Hier
können die Angehörigen eine wichtige Hilfe sein. Wenn auch dazu nichts bekannt
ist, dann ist schließlich die Entscheidung zum Wohl des Patienten zu treffen. Dann
muss man eine medizinisch angebrachte Maßnahme wie zum Beispiel eine Dialyse durchführen.

■ **Ethik-Forum**

Für schwierige Entscheidungen, die ethische Probleme aufwerfen, gibt es in manchen Krankenhäusern Beratungsforen wie Ethik-Komitees oder ein **Ethik-Forum**.
Die Begriffe können etwas verwirren: Während es in einer Ethikkommission um
die ethisch-moralische Beurteilung von Forschungsvorhaben geht, befasst sich das
Ethik-Komitee mit schwierigen medizinischen Fällen im Krankenhaus. In den
letzten Jahren wurden zunehmend solche Komitees gegründet. Wenn diese nicht
nur zum Schein berufen sind, wie es auch vorkommt, dann beraten sich dort alle
Personen, die in die Behandlung des Patienten eingebunden sind. Neben Ärzten
und Pflegekräften können das Seelsorger, Psychologen oder Sozialarbeiter sein. Im
Komitee können Fälle besprochen werden, die schwierig zu entscheiden sind oder
ein ethisches Dilemma aufwerfen. Neben der Ausbildung in klinischer Ethik werden dort auch Leitlinien entwickelt, die den Mitarbeitern helfen sollen, mit bestimmten Problemen umzugehen.

Und jetzt?

Ein schwieriger Fall, den Intensivmediziner Klasen zuletzt noch lösen konnte. Auch wenn er erst auf der falschen Fährte war und eine andere Erkrankung vermutet hatte. Aber nicht nur Lues kann diverse Symptome in unterschiedlichen Organsystemen hervorrufen, sondern auch Lupus. Trotz richtiger Diagnose stößt er als Arzt an seine Grenzen. Denn, ob die Patientin von seiner Therapie profitieren kann, ist nicht klar. Und wer weiß, ob sie dem allem zugestimmt hätte.

Im nächsten und vorerst letzten Fall müssen sich die Notaufnahmeärztin Maren Schneider und Intensivmediziner Klasen um einen Patienten mit starken Schmerzen kümmern. Der junge Mann hat durch die Flucht aus seinem Heimatland schon viel erdulden müssen. Nun nimmt er mit seinen schweren Erkrankungen auch noch jede mögliche Komplikation mit. Doch sein Lebenswille scheint ungebrochen.

Schmerzen

Marian C. Poetzsch

M.C. Poetzsch, *Spannende Fälle aus der Akutmedizin*,
DOI 10.1007/978-3-662-46607-0_6, © Springer-Verlag Berlin Heidelberg 2015

6.1   Der Fall

- **Notaufnahme, Mittwoch, 10:00 h**

» Nur ein bisschen Blut. Sonst nichts.

Dr. Maren Schneider stand ratlos vor dem Patienten. Er wirkte sehr zierlich. Laut den Unterlagen war er 24 Jahre alt. Sie war erstaunt, er sah kaum volljährig aus. Er hatte ein hübsches Gesicht und sah sie mit einem Blick an, der Muttergefühle in ihr weckte. Leider sprach er kein Deutsch oder Englisch oder irgendeine andere, ihr geläufige Fremdsprache. Er stammte aus Afghanistan. Immerhin konnte er ein deutsches Wort und das war: »Schmerz«. Dabei zeigte er auf seinen Bauch, seinen Rücken, seine Arme und Beine. Deshalb war er von der ▶ *Triage* auch als ein »Ganzkörperschmerz« eingeordnet worden. Es hatte einige Zeit gedauert, bis er endlich im Untersuchungsraum lag. Maren las die Einweisung des Arztes aus dem Asylbewerberheim: »Unklare Schmerzen.« Wie hilfreich, dachte sie. Darauf war sie auch schon gekommen. Man könnte sogar so weit gehen und diese Schmerzen als »Unklare Schmerzen unklarer Ursache« bezeichnen. Aber ihr Bauchgefühl sagte ihr, dass es sich hier nicht um einen Patienten mit einem grippalen Infekt handelte, der nur durch seinen kulturellen Hintergrund eine andere Form der Schmerzwahrnehmung hatte. Außerdem versuchte sie sich ohnehin nicht von Aussagen beeinflussen zu lassen, wie: »Da ist mal wieder so einer mit Schmerzen aus dem Asylheim. Kannst du dem eine Tablette geben und ihn wieder wegschicken?« Das konnte auch schiefgehen. Erst kürzlich hatte sie wieder einen Artikel in der Zeitung über so einen Fall gelesen. Als man die Gehirnhautentzündung diagnostiziert hatte, war es fast schon zu spät gewesen. Sie versuchte ein paar persische Worte wie Krankheit oder Allergie herauszufinden, aber der Computer lieferte keine brauchbaren Ergebnisse. Dann ordnete sie ein Schmerzmittel an und nahm ihrem Patienten Blut ab.

Immerhin hatte sie die Information, dass der junge Mann vor wenigen Tagen mit der Familie aus seinem Heimatland geflohen war. Nun waren sie in einem vollkommen überfüllten Asylbewerberheim untergebracht. Dort herrschten angeblich chaotische Zustände. Um dem Ansturm der Flüchtlinge gerecht zu werden, war sogar vor dem eigentlichen Gebäude eine Zeltstadt errichtet worden. Dort grassierten unter anderem gerade Windpocken und Masern. Manche Asylbewerber litten an Malaria, anderen waren einfach nur geschwächt von der langen Reise. Das Personal in den Heimen war überfordert und schickte alle, die irgendwie krank aussahen, in die Notaufnahme. Maren fragte sich, wann die Stadt endlich reagieren würde. Dann versuchte sie sich wieder auf ihren Patienten zu konzentrieren. Bei der Untersuchung zuckte er vor Schmerzen zusammen. Auf der rechten Seite schien es ihm etwas mehr wehzutun. Dann drückte sie auf seine Brust, er verzog das Gesicht. Auch die Berührung an den Gliedmaßen schien ihm Schmerzen zu bereiten. Maren seufzte. Das konnte alles und nicht sein. Sie würde erst einmal die Werte abwarten. In der Zeit würde sie sich um die anderen 5 Patienten kümmern, die schon ungeduldig auf sie warteten.

2 Stunden später erinnerte die Schwester Maren an den Patienten und drückte ihr den Ausdruck der Laborwerte in die Hand. Maren stutzte. Die Leukozyten waren deutlich erhöht, der Hämoglobinwert leicht erniedrigt. Außerdem waren alle Leberwerte, einschließlich ▶ *Bilirubin*, auffällig. »Haben wir schon einen Urinstatus?«, wandte sie sich an die Schwester. Die reichte ihr einen weiteren Zettel. »Nur ein bisschen Blut, sonst nichts.« Nur ein bisschen Blut? Eine ▶ *Hämaturie* konnte nicht nur bei Harnwegsinfekten auftreten. Maren holte sich das Ultraschallgerät. Als sie den Schallkopf auf den Bauch auflegte, zuckte ihr Patient schmerzerfüllt zusammen. Soweit sie es beurteilen konnte, gab es keine freie Flüssigkeit. Die Nieren waren nicht gestaut und in der Gallenblase waren keine Steine zu finden. Maren wunderte sich. Als sie die Blutwerte gesehen hatte, war sie sich sicher gewesen: »akute Galle«. Wie ärgerlich, wenn die Untersuchungsbefunde nicht zur Diagnose ▶ *Cholezystitis* passten. Aber es war eindeutig: Keine verdickte Gallenblasenwand und auch der Gallengang sah unauffällig aus. Was sollte sie jetzt tun? Sie entschied sich dafür, den Chirurgen um eine Stellungnahme zu bitten. Wer hatte heute Dienst? Sie seufzte, als sie den Namen auf der Liste las. Gute Laune konnte auch nerven. Aber es half nichts. Sie forderte ein chirurgisches Konsil und meldete noch eine ausführliche Ultraschalluntersuchung bei den Gastroenterologen an. Dann verordnete sie weitere Schmerzmittel und kümmerte sich wieder um die anderen Patienten. Es waren nicht weniger geworden. Es war fast Mittag, als sie plötzlich durch einen Schlag auf den Rücken erschrocken hochfuhr. Er hatte es wieder geschafft: Rainer Bastian, als Viszeralchirurg für die »Bäuche« in der Notaufnahme zuständig, hatte sie fast zu Tode erschreckt. Sie versuchte sich seinem freundschaftlichen Würgegriff zu entziehen, doch er hatte sie schon in seinen Arm genommen und drückte sie fest an sich. »Mein Sonnenschein der Notfallmedizin. Du hast nach mir gerufen. Und hier bin ich. Wie geht's denn so?« Maren entwand sich seinem Griff und unterdrückte den Impuls, sofort zuzuschlagen. »Ich habe einen Patienten für dich«, sagte sie. »Wohl eher ein ▶ *Patientchen*, meinst du«, lachte Bastian. »Habe mir das kleine Männchen mit den Bauchschmerzen schon angeschaut. Da brauchen wir

eine Computertomographie.« Maren wunderte sich, dass er nicht »CTchen« oder »Tomogräphchen« gesagt hatte. »Du meinst, dass könnte was sein für euch?« »Eher nicht«, sagte Bastian und knuffte ihr dabei den Arm. »Aber sicher ist sicher. Ich glaube aber, der ist eher was für die Intensivstation und ein Gerät, das mit einem Schlauch Luft in seine kleinen Lungen bläst.« »Was willst du damit sagen?« »Ich will damit sagen, dass du dir dein Patientchen…« Er wurde unterbrochen. Krankenschwester Franziska kam in das Arztzimmer: »Maren, kannst du dir mal den Patienten mit den Schmerzen ansehen? Ich glaube, der bekommt nicht so richtig Luft.« Rainer Bastian zwinkerte ihr noch einmal jovial zu. »That's what I said, my dear«, lachte er. »That's what said.« Doch Maren war schon auf dem Weg in das Untersuchungszimmer. Der Patient japste nach Luft. Dabei hielt er sich den Bauch. Maren warf einen Blick auf den Monitor. Die Sauerstoffsättigung lag bei 89 %. »Die Sauerstoffmaske«, wandte sie sich an die Schwester. Dann hörte sie ihn mit dem Stethoskop ab. Vorhin hatte sie die Lunge nur kurz abgehört. Jetzt hörte sie deutlich die Rasselgeräusche – eine ▶ *Pneumonie*. Dann fiel ihr ein, dass sie noch gar kein Antibiotikum verabreicht hatte. Es war einfach zu viel los gewesen, sie hatte es vergessen. Sie ordnete die Antibiose an, dann nahm sie ein Röhrchen für die ▶ *Blutgasanalyse* ab. Ihr fiel auf, dass der Blutdruck sehr niedrig war. Sie brachte das Bett in Kopftieflage, legte einen zweiten Venenzugang, über den sie noch einmal eine Infusion laufen ließ. Unter der Maskenbeatmung verbesserten sich die Sauerstoffwerte ein wenig. Aber das Ergebnis der Blutgasanalyse war wenig erfreulich: der pH lag schon im sauren Bereich. Sie griff zum Telefon und wählte die Nummer der Intensivstation.

■ Intensivstation, Mitternacht

Endlich war es ruhig. Es war schon fast Mitternacht. Herrmann Klasen wollte eigentlich schon längst Zuhause sein. Aber es hatte eine Weile gedauert, bis er Ordnung in das Chaos auf der Station gebracht hatte. Am längsten war er mit dem Zugang von der Notaufnahme beschäftigt gewesen. Der Patient hatte immer schlechter Luft bekommen und schließlich vor Schmerzen geschrien. Welcher Segen war es gewesen, als er ihm endlich das ▶ *Propofol* in seine Venen spritzen konnte. Die Ruhe war so unmittelbar eingekehrt, dass Klasen für einen Moment sogar bereut hatte, dass er nicht Anästhesist geworden war. Nun hing der Patient an der Beatmungsmaschine und war »voll verkabelt«, mit einem zentralen Venen- und einem arteriellen Zugang. Um den Blutdruck oben zu halten, lief ein ▶ *Arterenol*-Perfusor.

Klasen sah sich gerade die aktuellen Werte an – er hatte vor einer Stunde noch einmal Blut abgenommen. Wie zu erwarten waren die Entzündungszeichen weiter angestiegen. Das ▶ *Procalcitonin*, das er noch zusätzlich bestimmt hatte, war ebenso deutlich erhöht. Doch was ihm Sorge bereitete: Einerseits war der Hämoglobinwert gefallen und andererseits lag der Wert für die ▶ *Lactatdehydrogenase* weit über 1000 U/l. Was sagte ihm das alles? Einerseits hatte der Patient einen ▶ *septischen Schock*, Ursache musste die Lungenentzündung sein. Andererseits hatte er eine ▶ *hämolytische Anämie*. Er wollte sich gerade einen weiteren Kaugummi in den Mund schieben, da erinnerte ihn das Piepsen seiner Armbanduhr daran, dass es nun Mitternacht war. Er hatte sich fest vorgenommen, seine Spätdienste nicht mehr zu Nachtdiensten auszudehnen. Mit einem Seufzen schob er den Kaugummi wieder in die Packung zurück und stand auf. Er hatte seinem Kollegen bereits die Station übergeben. Er selbst war ab morgen Nachmittag wieder zuständig. Draußen regnete es in Strömen. Er war mit dem Fahrrad da, wie meistens. Und er würde jetzt trotzdem nach Hause fahren. Man sollte gehen, wenn es am Schönsten ist, dachte er und holte seine Regenkleidung aus dem Rucksack.

■ **Notaufnahme, Donnerstag, 9:00 h**

» Seine Hand zuckte.

Am nächsten Morgen war es ruhig in der Notaufnahme. Mit einer großen Tasse dampfenden Kaffees setzte sich Maren an den Computer und sah sich die Befunde des Patienten an, den sie gestern auf die Intensivstation verlegt hatte. Dem aktuellen Röntgenbild entnahm sie, dass er nun einen zentralen Venenkatheter hatte und intubiert war. Sie machte sich Vorwürfe. Sie hatte nicht genau genug hingesehen, die Geräusche auf der Lunge nicht bei der ersten Untersuchung gehört. Der Patient war viel zu lange im Untersuchungszimmer gelegen, ohne dass er von jemand angesehen worden war. Warum gab es in ihrer Notaufnahme noch immer kein vernünftiges Triage-System, oder zumindest ein System, das überhaupt funktionierte? Es hieß doch immer, dass ein Patient mit starken Schmerzen spätestens nach 30 Minuten von einem Arzt gesehen werden sollte. Wenn sie nicht fast jede Blutabnahme selbst durchführen müsste, dann wären ihr die Werte auch viel früher aufgefallen. Aber alles musste man selber machen. Sie hatte das Gefühl, dass man es als Arzt immer nur allen recht machen wollte. Sie warf sich auch vor, dass sie zu spät daran gedacht hatte, ein Antibiotikum zu verordnen. Herrmann Klasen hatte bei der Übergabe auf der Intensivstation sofort gefragt, wann der Patient die

Medikamente bekommen hatte, und wie lange er schon in der Notaufnahme gewesen war. Er hatte nichts gesagt, aber sein Blick verriet ihr, was er gedacht hatte. Nun, sie konnte es nicht ändern. Das nächste Mal würde sie es besser machen. Und natürlich lag die Schuld nicht allein bei ihr. Sie sah sich die aktuellen Laborwerte an. Klasen hatte noch ▸ *Lactatdehydrogenase*, ▸ *Retikulozyten* und das ▸ *Haptoglobin* bestimmt. Warum hatte er das gemacht? Natürlich, er musste zusätzlich von einer hämolytischen Anämie ausgehen. Der Hämoglobinwert war leicht gefallen, das Bilirubin weiter gestiegen. Und sie war von einer ▸ *Gallenkolik* ausgegangen. Maren überlegte. Welche Ursachen für hämolytische Anämien fielen ihr ein? Es waren viele. Obwohl sie im Studium über ein gutes theoretisches Wissen verfügte, hatte sie beim Staatsexamen gehofft, dass der Prüfer im Fach Innere Medizin kein Hämatologe war. So war es dann auch gewesen und sie hatte das Thema nicht mehr weiter vertieft. Dann dachte sie an den Krimi, den sie gerade gelesen hatte. Warum sollte sie dort suchen, wo es dunkel war. Sie musste da anfangen, wo es Licht gab. Von den Informationen ausgehen, die sie bereits hatte. Der Patient hatte eine Pneumonie und wahrscheinlich auch eine ▸ *Sepsis* mit Schock. Er hatte starke Schmerzen am ganzen Körper. Und er war sehr klein und zierlich für sein Alter. Und dann fiel ihr noch etwas ein: Im Urin hatten sie Blut gefunden. Passte das alles zusammen? Sie wusste es nicht, aber ihr fiel nur eine hämatologische Erkrankung ein, die solche schmerzhaften Krisen verursachen konnte. Und sie wusste, welchen Test man durchführen musste. Es war eigentlich ganz einfach. Es waren gerade keine Patienten in der Notaufnahme. Sie würde kurz auf der Intensivstation vorbeischauen.

■ Intensivstation, 9:30 h

Das ständige Piepen der Maschinen verunsicherte Maren. Aber außer ihr schien sich hier niemand an den Alarmgeräuschen zu stören. Das gesamte Team der Intensivstation war gerade mit einem anderen Patienten beschäftigt. Es gab ein Problem mit einer der Maschinen zur Herz-Kreislauf-Unterstützung. Wenn sie daran dachte, dass ihr die Intensivzeit noch bevorstand, brach ihr der Schweiß aus. Sie stellte sich vor, wie sie im Nachtdienst alleine vor so diesem Ding stand, das ständig Alarm gab. Die Pflegekräfte würden sie fragen, was zu tun sei. Welche Anordnung würde sie treffen? Sie verdrängte den Gedanken und versuchte sich wieder auf das Wesentliche zu konzentrieren. Sie war wegen etwas anderem hier. Sie betrachtete ihren Patienten – er lag direkt vor ihr. Ein kleiner Mann, fast wie ein Junge, verloren zwischen den vielen Kabeln und Geräten, die ihn umgaben. Seine Sauerstoffsättigung war schlecht, die Beatmungsmaschine gab ständig Alarm. Außerdem fiel ihr auf, dass seine linke Hand ständig zuckte. Was hatte das zu bedeuten? Klasen war nicht hier, die anderen Ärzte und Pfleger waren beschäftigt. Sie ging zu einem der Computer und meldete eine Computertomographie des Schädels und ein EEG an. Dann nahm sie sich den Anordnungsbogen des Patienten und forderte einen mikroskopischen Test an. Ein Tropfen würde genügen. Dann ging sie wieder in die Notaufnahme. Sie wusste nicht, was sie hier sonst noch sollte.

■ **Intensivstation, Spätdienst**

» Wie passt das alles zusammen?

Als Klasen zum Dienst kam, stellte er fest, dass sich alle Werte des Zugangs von gestern verschlechtert hatten. Die Entzündungszeichen waren weiter gestiegen, passend dazu auch die Temperatur des Patienten. Der Hämoglobinwert dagegen fiel weiter ab. Auch die Beatmung hatte sich verschlechtert. Nicht nur der ▶ *Oxygenierungsindex* sagte ihm, dass sie auf ein akutes Lungenversagen zusteuerten. Er erhöhte den ▶ *PEEP* und die Atemfrequenz und reduzierte gleichzeitig das Atemzugvolumen. »Was machst du da?«, hörte er plötzlich eine Stimme neben sich.

Es war Frederik Hagen, der junge Kollege aus dem Frühdienst. »Ich passe die Beatmungseinstellungen an. ▶ *Protektive* Beatmung«, sagte Klasen. Frederik nickte. »Du meinst, wir haben hier ein akutes Lungenversagen?« »Allerdings. Pneumonie. ▶ *ARDS*. Septischer Schock. Beginnendes ▶ Multiorganversagen – oder *multiorgan dysfunction syndrome* – wie es heutzutage heißt. Die ganze Palette.« »Und das mit dem Schlaganfall – wie bist du darauf gekommen?« Klasen erschrak. »Schlaganfall? Was meinst du damit?« »Hast du nicht das CT angeordnet?«, fragte Frederik. Klasen schüttelte den Kopf. »Schau dir den Befund an«, sagte Frederik. Sie gingen zu einem der Computer. Tatsächlich. Klasen konnte es nicht fassen. Auch das noch.

Später besprachen sie sich noch kurz im Arztzimmer. »Ich verstehe das nicht«, sagte Frederik. »Erst eine Pneumonie und ein ARDS. Dann eine hämolytische Anämie. Und jetzt auch noch ein Schlaganfall. Wie passt das alles zusammen? Ich habe mal gehört, Malaria kann eine Hämolyse verursachen.« »Das stimmt«, sagte Klasen. »Aber das halte ich für sehr unwahrscheinlich.« Dann nahm er sich den Anordnungsbogen und stutzte. »Aber du hast doch schon die richtige Untersuchung angeordnet. Respekt. Spätestens morgen wissen wir Bescheid. Und Malaria sollten wir zur Sicherheit auch noch ausschließen« »Äh, aber das war ich gar

nicht«, sagte Frederik. Klasen hörte ihn nicht. Ihm war gerade wieder etwas eingefallen: die rechte Hand des Patienten hatte gezuckt. »Wie gut, dass du auch schon
ein EEG angeordnet hast.« Frederik beschloss, dass es keinen Sinn hatte zu wider-
sprechen. Stattdessen fragte er: »Und was sollen wir jetzt als Erstes machen?« »Jetzt
machen wir erst mal eine ▶ *Hämoglobin-Elektrophorese*.«

Das war doch klar, dachte Klasen.

■ **Notaufnahme, Freitag, Frühdienst**

Ein seltener Luxus: Maren hatte den dritten Frühdienst in Folge. Sie musste immer
wieder an den jungen Mann auf der Intensivstation denken. Hatte sie sich da in
etwas hinein gesteigert? Außerdem glaubte sie etwas gutmachen zu müssen. Und
Recht haben wollte sie natürlich auch. Deshalb rief sie gleich in der Früh im Labor
an und erkundigte sich nach der Form der roten Blutkörperchen aus der Blutprobe, die sie gestern ins Labor gesendet hatte. Als sie das Ergebnis erfuhr, hieb
Maren mit der Faust auf den Tisch. Die Kaffeetasse wackelte und Schwester Franziska sah sie erschrocken an. »Ist etwas passiert?« »Ich habe es gewusst«, sagte
Maren. »Was hast du gewusst?« »Erinnerst du dich noch an unseren Patienten mit
dem Ganzkörperschmerz, den wir dann auf die Intensivstation gefahren haben?«
»Natürlich erinnere ich mich noch an den«, entgegnete Franziska. »Hatte der nicht
eine Pneumonie?« »Das auch. Aber er hatte vor allem eine ▶ *Sichelzellkrise*.« Franziska sah sie verwundert an. »Verstehst du?«, sagte Maren. »Er hat eine ▶ *Sichelzellenanämie* und hatte hier schon eine ▶ *hämolytische Krise*. Und ich habe erst
einmal gedacht, er hat eine Gallenkolik.« »Und hat er dann keine Pneumonie
gehabt?«, fragte Franziska. »Doch, das auch. Solche Patienten haben häufig Infekte und dann eben auch mal eine Pneumonie.« »Wegen der Anämie?« »Nein, sie
haben fast keine funktionierende Milz mehr«, antwortete Maren. »Die ist durch
viele einzelne Infarkte fast funktionsunfähig.« »Verstehe ich nicht.« »Die verformten Blutkörperchen können die Gefäße verschließen. Diese sogenannten
▶ *vasookklusiven Krisen* können fast alle Organsysteme betreffen. Hier, schau…«
Maren öffnete das Bild der Computertomographie. »Das ist ein frischer Schlaganfall. Und das hier könnte etwas Älteres sein. Der Arme.« Maren nahm einen großen Schluck Kaffee. Sie fühlte sich rehabilitiert. »Aber weißt du, was ich nicht
verstehe«, sagte Franziska. »Wieso steht dann hier, dass er eine ▶ *Thalassämie*
hat?« Maren verschluckte sich fast an ihrem Kaffee. »Was sagst du?« Schwester
Franziska deutete auf den Monitor. »Im Laborbefund, bei Hämoglobin-Elektrophorese, da steht es: Befund vereinbar mit Thalassämie.« Maren konnte es nicht

glauben. »Was soll das denn jetzt? Ich rufe sofort im Labor an…« Franziska unterbrach sie: »Tut mir leid, aber ich glaube, wir müssen uns erst einmal um unsere Patienten kümmern. Da sind schon einige da. Sogar einer davon mit Ganzkörperschmerzen. Aber dafür bist du ja jetzt Spezialistin.« Franziska lächelte unschuldig. »Du Biest«, dachte Maren. Dann machte sie sich an die Arbeit. Sie würde sich heute doppelt anstrengen.

- **Intensivstation, 17:00 h**

» Er braucht Blut. Sehr viel Blut.

Der dritte Spätdienst in Folge. Genau der richtige Rhythmus für Klasen. Spät aufstehen, spät arbeiten. Gestern Abend war er sogar noch bei der zweiten Hälfte eines Jazzkonzertes gewesen. Dazu war es vielleicht ein Glas Rotwein zu viel gewesen. Jetzt hatte er leichte Kopfschmerzen und das Problem mit seinem Magen hatte er immer noch. Widerwillig schenkte er sich aus der Kanne eine Tasse Kamillentee ein. Die Übergabe hatte er schon hinter sich. Die Intensivstation war voll. Und das war gut, denn das bedeutete keine Zugänge. Anrufe aus der Notaufnahme würde er erst einmal ignorieren. Den Patienten ging es so: Der eine Teil war zu gesund für die Intensivstation, der andere zu krank. Also entweder sinnloses Fortführen von Therapiemaßnahmen oder Fortführen überhaupt keiner Maßnahmen. Abgesehen von dem jungen Mann mit der hämolytischen Krise, der bereitete ihm wirklich Sorgen. Die Nieren waren dabei auszusteigen. Fast keine Ausscheidung, steigendes Kalium – morgen wäre eine Dialyse fällig. Frederik Hagen hatte heute im Frühdienst endlich mit den Angehörigen sprechen können. Allerdings waren die Erkenntnisse dürftig. Sie hatten auf die Schnelle keinen Dolmetscher für Persisch oder Paschtu finden können und mussten sich in sehr gebrochenem Englisch unterhalten. Immerhin hatte Frederik herausgefunden, dass der Patient wohl schon seit der frühen Kindheit immer wieder Anfälle mit starken Schmerzen gehabt hatte. Wie er es überhaupt geschafft hatte, mehr als 20 Jahre alt zu werden, war Klasen ein Rätsel. Aber wenn er die nächsten Wochen überleben wollte, dann brauchte er verdammt viel Blut. Klasen bezweifelte, dass die Angehörigen verstanden hatten, wie schlecht es um diesen Mann bestellt war. Die Chance, dass er die Intensivstation lebend verließ, ging gegen Null. Aber natürlich würden sie trotzdem alles tun, um diesen Kampf zu gewinnen. Die Tür zum Arztzimmer öffnete sich. »Der Patient krampft«, sagte einer der Pfleger. »Wir bekommen keinen Sauerstoff mehr in ihn hinein.« Klasen machte sich bereit für die nächste Runde.

■ Notaufnahme, Samstag, langer Dienst

» Nur so kann er überleben.

Wenn man die ganze Woche arbeiten musste, dann freute man sich nicht, wenn es am Wochenende genauso weiterging. Aber Maren beschwerte sich nicht. Es hatte sie ja niemand gezwungen im Schichtdienst in der Notaufnahme zu arbeiten. Ihr Mann war mit der Tochter in den Zoo gegangen. Das würde den beiden mal gut tun. Und um ehrlich zu sein, war es am Wochenende in der Notaufnahme sogar manchmal ruhiger als zu Hause. Es war früher Nachmittag. Ob die Kleine ihren Mittagsschlaf gemacht hatte? Hatte ihr Mann sie schon gewickelt? Hatte sie ihm schon Brei auf das Hemd geschmiert? Maren trank in der Zeit die dritte Tasse Kaffee und überlegte sich, wie sie dem nächsten Patienten erklären konnte, dass er bei seinem Hausarzt besser aufgehoben wäre als hier in der Notaufnahme. Zeit, sich noch einmal die Befunde »ihres« Intensivpatienten anzuschauen. Mit Genugtuung stellte sie fest, dass sie doch Recht gehabt hatte: Es war eine Sichelzellenanämie. Aber es war auch eine Thalassämie. Die beiden Ergebnisse waren nur nacheinander als Laborbefund freigegeben worden. Sie hatte einfach zu früh geschaut. Genau genommen handelte es sich – wie sie vermutet hatte – um die homozygote Form der Sichelzellenanämie. Und zum anderen handelte es sich um eine ▸ *Beta-Thalassämie*, ob homo- oder heterozygot, das war noch abzuwarten. Maren ging den Fall für sich noch einmal durch. Der Patient hatte zunächst eine Sichelzellkrise gehabt: Die verformten Blutkörperchen verstopften seine Gefäße. Deshalb kam er mit Schmerzen in die Notaufnahme. Dummerweise litt er zusätzlich noch an einer weiteren hämatologischen Erkrankung – einer Thalassämie. Sein Immunsystem war extrem geschwächt. So hatte er sich zusätzlich einen Keim eingefangen, der über seine Bronchien sofort auf seine Lunge übergegriffen und sich von dort auf den gesamten Körper ausgebreitet hatte. Eine Sepsis und sogar ein septischer Schock waren die Folge gewesen. Außerdem hatten sich weitere Blutgerinnsel gebildet und Gefäße im Gehirn verschlossen – das war dann der Schlaganfall gewesen. Seine Nieren hatten schon Schaden genommen, weitere Organe würden folgen. Wie hoch war die Wahrscheinlichkeit, das zu überleben? Maren überlegte, was sie jetzt noch tun könnte. Wie könnte man diesem Patienten helfen? Eine Bluttransfusion würde nur kurzfristig helfen. Sein Blut war so verklumpt – man müsste es komplett austauschen. Das war es! Er brauchte eine ▸ *Austauschtransfusion*! Nur so hätte er eine Chance. Sie las kurz nach, dann wusste sie, was er sonst noch brauchte. Sollte sie noch einmal? Warum nicht? Sie machte sich wieder auf den Weg zur Intensivstation. Als sie dort ankam, herrschte reges Treiben. Das Bett ihres

Patienten war zwischen den vielen Maschinen kaum mehr zu sehen. Sie sprach einer der Intensivschwestern an: »Ich habe diesen Patienten in der Notaufnahme betreut. Ist er jetzt an der Dialyse?« »Das auch«, antwortete sie. »Aber jetzt läuft gerade die Austauschtransfusion. 15 Blutkonserven. Stell dir das mal vor. Und wofür? Der hat doch eh keine Chance. Wir schalten ohnehin bald alle Maschinen aus.«

Sie sah ihren Kollegen Frederik Hagen am Bett des Patienten stehen zwischen all den Maschinen. »Hallo Maren«, sagte er. »Ich habe den Hämatologen angerufen und ihn gefragt, ob wir nicht eine Austauschtransfusion machen sollen.« Maren hatte den Eindruck, er versuchte es so beiläufig wie möglich zu formulieren. »Der meinte, das sei eine sehr hervorragende Idee. Du siehst ja, was jetzt hier alles im Gang ist. Wahnsinn, oder?« Er grinste Maren schief an. Doch sie lächelte nicht zurück. Sie fühlte sich, als hätte man ihr ins Gesicht geschlagen. Sie hatte gedacht, sie hätte die rettende Idee, dabei war schon alles in Gange. Zudem wurde ihr die Sinnlosigkeit ihres Handelns bewusst. Sie war zwar Ärztin, aber das hieß noch lange nicht, dass sie jedem Menschen helfen konnte. Die Medizin hatte eben auch ihre Grenzen. Warum taten sie das alles? Sie drehte sich um, doch dann fiel ihr wieder ein, was sie noch ergänzen wollte: ▶ *Hydroxyurea*. Das schrieb sie einfach in den Anordnungsbogen. Dann machte sie sich wieder auf den Weg in die Notaufnahme. Dort warteten noch mindestens 3 Patienten mit Husten auf sie, die unter der Woche keine Zeit gehabt hatten, zum Hausarzt zu gehen. Sie war frustriert. Aber dann machte sie sich bewusst, dass jeder von den dreien eine Lungenentzündung haben konnte. Sie wollte wachsam sein.

▪ **Ein Jahr später…**

Maren absolvierte gerade einen ihrer letzten Dienste in der Notaufnahme. Bald würde sie ihre Zeit auf der Intensivstation beginnen. Ihrer Tochter fühlte sich mittlerweile recht wohl in der Kinderkrippe. Das Leben lief in etwas ruhigeren Bahnen. Ihr Mann hatte Wort gehalten und seine Arbeitszeit reduziert – um 10 Prozent – mehr war nicht drin gewesen. Aber das war besser als gar nichts.

Als sie das Behandlungszimmer betrat, glaubte sie zunächst, sich zu täuschen. Der Patient auf der Untersuchungsliege sah ziemlich jung aus. Sie sah auf den Namen und das Geburtsdatum – sie täuschte sich nicht. Er hatte überlebt. Wie war das möglich gewesen? Nachdem sie ihn das letzte Mal auf der Intensivstation besucht hatte, war sie so frustriert gewesen, dass sie den Fall nicht mehr weiter verfolgt hatte. Sie hatte ihn aufgegeben. Aber der Patient hatte nicht aufgegeben. Auf ihrem Computer öffnete sie den abschließenden Arztbrief von der Intensivstation.

Nach der Austauschtransfusion war der Patient noch 2 Monate an der ▶ *Dialyse* gehangen. Er hatte noch eine lebensbedrohliche ▶ *Hyperkalzämie* entwickelt. Weil er so lange gelegen war? Durch die Niereninsuffizienz? Man wusste es nicht. Als sie dieses Problem schließlich in den Griff bekommen hatten, hatte er noch einmal einen Schlaganfall erlitten und zwischenzeitlich sogar einen ▶ *Status epilepticus* durchgemacht. Sie sah wieder den Patienten auf der Liege an. Ihm war nichts anzusehen. Sie schüttelte den Kopf und las weiter. Wegen einer sehr langen Aufwachphase war er ▶ *tracheotomiert* worden. Tatsächlich – sie konnte eine kleine Narbe an seinem Hals erkennen. Danach hatte er ein schweres ▶ *Delir* durchgemacht, dann eine erneute Lungenentzündung bekommen. Und – als wäre das nicht genug – hatte er am Ende noch eine ▶ *Critical Illness Polyneuropathie* entwickelt. So etwas war nicht selten nach den schweren Erkrankungen und der langen Zeit an der Beatmungsmaschine. Der Patient hatte sich mittlerweile auf der Liege aufgesetzt und sagte: »Ich habe Husten.« »Und Schmerzen? Haben Sie auch Schmerzen?«, fragte Maren. »Nein, eigentlich nicht«, antwortete er. Konnte das sein? Mittlerweile sprach er wohl auch Deutsch. Vor einem Jahr war »Schmerz« sein einziges deutsches Wort gewesen. Maren nahm ihr Stethoskop und untersuchte ihn ausführlich. Zur Sicherheit nahm sie ihm noch Blut ab. 2 Stunden später hatte sie die Ergebnisse. Wie zu erwarten hatte er eine Anämie. Sonst waren die Werte in Ordnung. »Dialyse?«, fragte Maren. Er lächelte und schüttelte den Kopf. »Nur Hausarzt.« Maren war berührt. Sie würde ihn nicht vergessen.

6.2   Faktencheck

- **Gallenkolik und Cholezystitis**

Der Patient kommt mit starken Schmerzen in die Notaufnahme. Wegen Bauchschmerzen und erhöhten Leberwerten geht Maren Schneider, die behandelnde Ärztin, erst einmal von einer **Gallenkolik** aus. Zu einer Gallenkolik kommt es, wenn ein Gallenstein den Gallengang verschließt. Neben den klassischen kolikartigen Schmerzen im mittleren und rechten Oberbauch, Übelkeit und Erbrechen, können die Beschwerden auch in den Rücken oder die Schultern ausstrahlen. Manchmal wird dann sogar ein Herzinfarkt vermutet.

Bei der Untersuchung findet man das sogenannte Murphy-Zeichen. Dabei drückt der Untersucher am Unterrand des rechten Rippenbogens in den Bauch.

Beim Einatmen verspürt der Patient einen plötzlichen Schmerz. Aus dem Studium kennt man noch die sechs »F« für das Risiko Gallensteine zu bilden: »female, fair, fat, forty, fertile, family.

Da unser Patient auch erhöhte Entzündungszeichen im Blut hat, vermutet die behandelnde Ärztin eine Entzündung der Gallenblase. Eine **Cholezystitis** wird meistens durch Gallensteine verursacht. Zu den Symptomen einer Gallenkolik kommt Fieber dazu. Im Labor bestehen neben den allgemeinen Entzündungszeichen vor allem eine Erhöhung der Gamma-GT, der Alkalischen Phosphatase und des Bilirubins. In der Ultraschalluntersuchung kann man eine Entzündung der Gallenblase gut nachweisen: Vergrößerte Gallenblase, erweiterter Ductus choledochus, verdickte und »dreigeschichtete« Gallenblasenwand.

Die Gallenblase sollte am besten erst nach dem Abklingen der Entzündung entfernt werden. Bis dahin behandelt man die Symptome und gibt ein Antibiotikum.

■ **Triage**

Obwohl unser Patient starke Schmerzen hat, muss er lange warten, bis sich die Ärztin um ihn kümmert. Normalerweise sollte ein Patient mit starken Schmerzen nicht zu lange auf den ersten Arztkontakt warten müssen. Dafür ist die **Triage** zuständig. Das System kommt normalerweise in der Katastrophenmedizin zum Einsatz: Bei einer großen Anzahl von Verletzten muss schnell entschieden werden, welche Patienten eine unmittelbare Versorgung brauchen. Da es in den Notaufnahmen auch häufig eine große Anzahl von Patienten gibt, ist es sinnvoll, dort auch eine Sichtung vorzunehmen. Das machen meistens geschulte Pflegekräfte. Für die Triage gibt es verschiedene Systeme, zum Beispiel das Manchester-Triagesystem. Das orientiert sich an Leitsymptomen wie Schmerzen, Blutverlust, Bewusstsein, Temperatur und Krankheitsdauer. Die Patienten werden anhand der maximal vertretbaren Wartezeit in 5 Kategorien eingeteilt, von »Sofort« bis »Nicht dringend«. Ein anderes Triagesystem, das zunehmend in den Notaufnahmen zum Einsatz kommt, ist der Emergency Severity Index. Man stellt zunächst fest, ob die Patienten unmittelbar ärztliche Hilfe brauchen. In einem zweiten Schritt prüft man, wie viele Ressourcen ein Patient benötigt. Mit Ressourcen sind zum Beispiel Blut- oder Röntgenuntersuchungen gemeint.

In unserem Fall hätte es schon gereicht, wenn eine Pflegekraft die behandelnde Ärztin kurz informiert hätte.

■ Hämaturie

Unser Patient hat noch ein weiteres Symptom: Blut im Urin. Rückblickend könnte man die beiden Symptome schon als wegweisend betrachten.

Eine **Hämaturie** kann viele Ursachen haben. Wenn man das Blut mit bloßem Auge sehen kann, der Urin also rötlich verfärbt ist, spricht man von einer Makrohämaturie; ist das Blut bloß mit dem Urinteststreifen oder mit dem Mikroskop erkennbar, handelt es sich um eine Mikrohämaturie. Eine Hämaturie ist bei jüngeren Menschen oft harmlos und tritt ohne erkennbare Ursache auf, trotzdem gilt eine Hämaturie bis zum Beweis des Gegenteils als verdächtig für einen Tumor. Nach Zentrifugation kann man mit dem Mikroskop auch das Aussehen der roten Blutkörperchen beurteilen. Das ist das Urinsediment. Bei verformten Blutkörperchen und sogenannten Erythrozytenzylindern ist wahrscheinlich die Niere selbst geschädigt, oft durch eine Entzündung der Nierenkörperchen oder eine Glomerulonephritis. Eine Makrohämaturie, die mit Schmerzen verbunden ist, kommt bei Steinen in den Nieren oder in den Harnwegen vor, bei einer Blasenentzündung oder Verletzungen in den Harnwegen. Aber auch nicht urologische Erkrankungen, wie ein Aortenaneurysma, eine Nierenvenenthrombose, ein Niereninfarkt oder eine hämolytische Anämie können zu Blutbeimengung im Urin führen.

■ BGA

Dann klagt unser Patient über Atemnot. Die Ärztin in der Notaufnahme nimmt ihm noch einmal Blut ab. In der **Blutgasanalyse** stellt sie fest, dass er bereits »sauer« ist. Mit einer Blutgasanalyse kann man ganz allgemein die Verteilung von Sauerstoff und Kohlendioxid und den Säure-Basen-Haushalt im Blut bestimmen. Die Werte für eine venöse, kapillare und arterielle Blutgasanalyse unterscheiden sich teilweise. Der pH-Wert sollte unabhängig davon zwischen 7,35 bis 7,45 liegen. In der arteriellen Blutgasanalyse liegt der Kohlendioxid-Wert bei Männern zwischen 35 bis 46 und bei Frauen zwischen 32 bis 43 mmHg.

Unser Patient hat eine Lungenentzündung. Dadurch fällt der Sauerstoffgehalt im Blut ab. Der Körper versucht durch Hyperventilation das ansteigende Kohlendioxid »abzuatmen«. Wenn das nicht mehr zu kompensieren ist, steigt das Kohlendioxid an und schließlich fällt der pH-Wert ab. Das ist dann eine respiratorische Azidose – »der Patient ist sauer.«

- **Pneumonie**

Dr. Maren Schneider muss den Patienten auf die Intensivstation verlegen. Sie fragt sich, wie das alles zusammenpasst: Schmerzen, Blut im Urin und nun auch noch eine **Pneumonie**. Eine Lungenentzündung kann sich ein Erwachsener auch ohne dass seine Abwehr geschwächt ist und außerhalb des Krankenhauses einfangen; dann handelt es sich um eine ambulant erworbene Pneumonie (CAP: community acquired pneumonie). Eine noskomiale Pneumonie ist eine Lungenentzündung, die mindestens 48 Stunden nach einer Krankenhausaufnahme oder bis zu 7 Tage nach Krankenhausentlassung auftritt (HAP: hospital acquired pneumonia). Wenn ein Patient nach mindestens 48 Stunden an einer Beatmungsmaschine eine Lungenentzündung bekommt, dann handelt es sich um eine Ventilatorassoziierte Pneumonie (VAP: ventilator associated pneumonia). Pneumonien bei Patienten mit einem geschwächten Immunsystem bilden eine eigene Gruppe. Die Einteilung ist vor allem wichtig für die weitere Behandlung der Lungenentzündung, insbesondere die Auswahl des geeigneten Antibiotikums.

- **Propofol und Noradrenalin**

Weil der Patient immer schlechter Luft bekommt, muss ihn die Notaufnahmeärztin auf die Intensivstation verlegen. Mittlerweile schreit er sogar vor Schmerzen. Schließlich muss er intubiert werden. Intensivmediziner Klasen ist froh, als er ihn endlich in Narkose versetzen kann. Dazu spritzt er ihm das Hypnotikum Propofol. **Propofol** ist wohl das gebräuchlichste Hypnotikum. Es wirkt spätestens nach 45 Sekunden und verursacht eine tiefe Bewusstlosigkeit. Es wirkt zwischen 3 bis 10 Minuten und kann dazu führen, dass der Blutdruck sehr stark abfällt; deshalb wird bei Patienten mit einem instabilen Kreislauf stattdessen oft Etomidat oder Ketamin verwendet. Im Gegensatz zu diesen Hypnotika lindert Propofol keine Schmerzen.

Unser Patient braucht jetzt auch Medikamente zur Unterstützung seines Kreislaufs. **Noradrenalin** (z. B. Arterenol) gehört genauso wie Adrenalin, Dopamin und das künstlich hergestellte Dobutamin zu den Katecholaminen. Im Vergleich zu den anderen Katecholaminen wirkt Noradrenalin am stärksten auf die alpha-Rezeptoren. Dadurch, dass das Medikament ein Zusammenziehen der Gefäße in der Peripherie bewirkt, wird vor allem der Blutdruck angehoben. Die Herzfrequenz steigt im Vergleich zu Adrenalin deutlich geringer an. Noradrenalin ist zum Beispiel bei einem septischen Schock sehr gut geeignet.

▪ Sepsis

Der Abfall des Blutdrucks dürfte bei unserem Patienten aber nicht nur durch das Propofol verursacht sein. Die Lungenentzündung hat sich zu einer Sepsis entwickelt. Bei einer **Sepsis** gibt es einen nachgewiesenen oder vermuteten Entzündungsherd im Körper, hier die Pneumonie, sowie mindestens 2 SIRS-Kriterien. Das sind erhöhte oder erniedrigte Körpertemperatur, Tachykardie, Tachypnoe und Leukozytose oder Leukopenie. Bei einer schweren Sepsis arbeiten einzelne Organsysteme nicht mehr ausreichend und bei einem **septischen Schock** lässt sich der Blutdruck auch durch Volumengabe nicht über 90 systolisch anheben. Der Patient braucht dann kreislaufunterstützende Medikamente.

Der Arzt auf der Intensivstation vermutet bereits, dass unser Patient eine Sepsis hat. Deshalb fordert er im Labor den Procalcitonin-Wert an.

Procalcitonin ist eine Vorstufe des Hormons Calcitonin und wird bei Entzündungen vermehrt gebildet. Es ist ein guter Marker für eine Sepsis. Im Gegensatz zum C-reaktiven-Protein, das bei Entzündungen ebenfalls erhöht ist – aber frühestens nach 24 Stunden – steigt das Procalcitonin schon ab 6 Stunden an.

▪ ARDS

Der Grund dafür, dass es unserem Patienten immer schlechter geht, ist aber nicht nur die Sepsis. Er bekommt ein akutes Lungenversagen. Die Kriterien für ein **ARDS** (acute respiratory distress syndrome) sind: akutes Auftreten des Lungenversagens, ein Oxygenierungsindex von weniger als 200 mmHg, beidseitige Infiltrate im Thoraxröntgenbild und Ausschluss kardialer Ursachen des Lungenödems.

Der **Oxygenierungsindex** beschreibt das Ausmaß einer Hypoxämie, zum Beispiel bei einem akuten Lungenversagen. Er ist der Quotient aus Sauerstoffpartialdrucks im arteriellen Blut (paO_2) und dem Anteil des eingeatmeten Sauerstoffs der Atemluft (FiO_2).

Um die Lunge unseres Patienten nicht weiter zu schädigen, erhält er eine **protektive Beatmung**. Das ist eine besonders lungenschonende Beatmung; durch eine Kombination aus **PEEP**, (positiver endexpiratorischer Druck), niedrigen Atemzugvolumen und niedrigen Beatmungsspitzendrücken möchte man eine weitere Schädigung der Lunge vermeiden. Dazu dient auch das Konzept der permissiven Hyperkapnie: Bei der protektiven Beatmung nimmt man höhere Kohlendioxidwerte im Blut hin. Anstatt die Beatmungsdrücke zu erhöhen, hebt man dann eher die Atemfrequenz (bis zu ca. 25/Min.) an.

- **Hämolytische Anämie und hämolytische Parameter**

Unser Patient hat aber nicht »nur« ein akutes Lungenversagen, sondern zusätzlich auch eine **hämolytische Anämie**. Die kann durch angeborene Erkrankungen wie Sphärozytose, Thallassämie oder eine Sichelzellenanämie entstehen. Außerdem können Infektionskrankheiten, wie Malaria, Medikamente, Chemikalien oder Giftstoffe zu einer Hämolyse führen oder Erkrankungen wie das hämolytisch-urämische Syndrom oder thrombotischthrombozytopenische Purpura.

Im Labor ist bei der hämolytischen Anämie die **Lactatdehydrogenase (LDH)** erhöht, ein Zeichen für die Zellschädigung. Außerdem sind die **Retikulozyten** auffällig. Das sind unreife Erythrozyten, die bei Blutverlust oder einer Hämolyse vermehrt gebildet werden.

Es findet sich ein erhöhter Wert für das indirekte Bilirubin. **Bilirubin** ist ein Abbauprodukt des Hämoglobins. Das liegt zunächst einmal an das Protein Albumin gebunden in nicht wasserlöslicher Form (unkonjugiert bzw. indirekt) vor. Danach wird es in der Leber »konjugiert«, dadurch wasserlöslich und kann ausgeschieden werden (konjugiertes bzw. direktes Bilirubin). Bei einer Hämolyse wird vermehrt indirektes, bei Leber- oder Gallenerkrankungen vermehrt direktes Bilirubin freigesetzt.

Ein weiterer Wert, der bei einer Hämolyse erhöht ist, ist das Serum-Eisen wie auch das Speichereisen Ferritin. Da Ferritin ein Akut-Phase-Protein ist, ist es auch bei Infektionen oder einer Tumoranämie erhöht. Ein erniedrigtes Ferritin hingegen kann einen Eisenmangel bereits anzeigen, wenn das Serum-Eisen noch im Normalbereich liegt. Ein sehr empfindlicher Marker für eine Hämolyse ist das **Haptoglobin**. Es bindet und transportiert Hämoglobin. Bei den meisten Formen der hämolytischen Anämie, wie zum Beispiel bei der Thalassämie und der Sichelzellenanämie, ist es erniedrigt.

Weitere Sicherheit bei der Diagnostik von **Sichelzellanämie** und **Thalassämie** bringt eine **Hämoglobin-Elektrophorese**. Dabei kann man normale und krankhafte Hämoglobinformen darstellen. Bei den sogenannten Hämoglobin-Banden ist das fetale und adulte Hämoglobin (HbF und HbF) physiologisch, HbS ist pathologisch und tritt zum Beispiel bei einer Sichelzellanämie auf.

■ Sichelzellanämie

Der Grund für die hämolytische Anämie bei unserem Patienten ist eine Sichelzellenanämie. Diese Form der hämolytischen Anämie kommt in der heterozygoten Form am häufigsten in Afrika vor. Die Betroffenen haben meistens keine Symptome, sind aber wegen der besonderen Form der Blutkörperchen resistenter gegen Malaria. Homozygote Anlageträger, meist Patienten aus dem Mittelmeerraum, haben schon von Geburt an Beschwerden. Sie leiden an hämolytischer Anämie und haben zusätzlich sogenannte »**Sichelzellkrisen**«. Bei diesen »vasookklusiven Krisen« haben sie starke Schmerzen. Indem die sichelzellförmigen Erythrozyten kleinere Gefäße verstopfen, erleiden die Patienten Organinfarkte.

In unserem Fall ordnet die behandelnde Ärztin die Beschwerden zunächst als eine Gallenkolik ein. Schließlich ist ja bei unserem Patienten auch das Bilirubin – allerdings das indirekte – erhöht. Bei Patienten mit Sichelzellkrisen wird manchmal erst ein akutes Abdomen vermutet – sie haben ja auch Bauchschmerzen. Weil die deformierten Blutkörperchen immer wieder Gefäße verschließen, kommt es zu Niereninfarkten, oft ist die Milz verkleinert und fast funktionslos. Man spricht dann von einer Autosplenektomie. Im Prinzip können alle Organe betroffen sein, darunter die Lunge, die Niere, die Knochen und auch das Gehirn.

Bei unserem Patienten verstopfen die Blutkörperchen auch Gefäße im Gehirn und er erleidet einen Schlaganfall. Und auch die zu Beginn auftretende Lungenentzündung könnte durch kleine Infarkte in den Lungengefäßen ausgelöst worden sein. Außerdem ist er durch seine kaum funktionierende Milz ohnehin anfälliger für Infekte.

Eine Sichelzellkrise kann durch Sauerstoffmangelzustände, Medikamente, Infektionen oder Dehydration hervorgerufen werden. Die Therapie besteht dann in der Gabe von Infusionen, Schmerzmitteln und Sauerstoff. Im Einzelfall helfen Bluttransfusionen. Gegebenenfalls müssen auslösende Medikamente abgesetzt oder ein Antibiotikum gegeben werden Vorbeugend müssen die Patienten auslösende Ursachen vermeiden, wie zum Beispiel den Aufenthalt in größeren Höhen. Außerdem brauchen sie unbedingt einen guten Impfschutz.

In unserem Fall kommt es durch die hämolytische Krise und auch durch die Sepsis zu einem Multiorganversagen – in diesem Fall hilft nur noch eine **Austauschtransfusion**. Dabei wird dem Patienten gleichzeitig Spenderblut zugeführt und eigenes Blut entzogen.

Als die Ärztin aus der Notaufnahme auf der Intensivstation eintrifft, ist die Austauschtransfusion bereits in Gange. Ihr bleibt nur noch, **Hydroxyharnstoff** anzuordnen. Das ist ein Zytostatikum, das zum Beispiel auch bei Leukämien eingesetzt wird. Es erhöht unter anderem die Bildung von fetalem Hämoglobin (HbF) und wirkt so vorbeugend gegen **vasookklusive Krisen**.

Die beste Therapie gegen die Sichelzellkrankheit ist jedoch eine allogene Stammzelltransplantation. In dem Land, aus dem unser Patient kommt, und unter den Umständen, unter denen er dort aufgewachsen ist, war dies bisher nicht möglich.

- **Thalassämie**

Der Patient leidet aber nicht nur an einer Sichelzellanämie, sondern noch an einer weiteren hämatologischen Erkrankung, einer **Thalassämie**. Das ist eine genetische Erkrankung, bei der Hämoglobin nicht ausreichend gebildet und vermehrt abgebaut wird. Unser Patient ist von der **Beta-Thalassämie** betroffen, das ist die häufigste Form dieser Erkrankung. Sie tritt gehäuft in bestimmten Regionen auf, wie zum Beispiel im Mittelmeerraum und dem mittleren und Nahen Osten. Wie bei der Sichelzellenanämie gibt es eine hetero- und eine homozygote, zusätzlich auch noch eine mittelschwere Form, die Thalassämia intermedia. Bei der homozygoten Form kommt es ebenfalls zu einer hämolytischen Anämie, allerdings ohne krisenhafte Zustände. Die Patienten haben eine vergrößerte Leber und Milz, außerdem Wachstumsstörungen. Die homozygoten Träger sind lebenslang auf Bluttransfusionen angewiesen. Durch den Eisengehalt in den Blutkonserven kann es dann zu einer Hämochromatose kommen. Wie bei der Sichelzellanämie haben die Patienten einen Überlebensvorteil für Malaria. Durch eine Stammzellentransplantation können die Patienten meist geheilt werden.

- **Multiorganversagen**

Durch die Kombination aus einer Sichelzellkrise mit multiplen Komplikationen und einer Sepsis erleidet unser Patient schließlich ein **Multiorganversagen** (auch: MODS: multi organ dysfunction syndrome). Das ist ein Versagen oder eine schwere Funktionseinschränkung lebenswichtiger Organe. Dabei können Lunge, Herz, Leber, Niere, der Magen-Darm-Trakt und das Gerinnungssystem betroffen sein. Im Körper kommt es zu einer systemische Entzündungsreaktion (SIRS), die neben einer Sepsis auch durch ein Polytrauma, schwere Verbrennungen oder Operationen entstehen kann. Über vielfältige Aktivierungssysteme entsteht im Körper ein

Teufelskreis. Letztendlich fehlt der Sauerstoff im Gewebe, wodurch die Organe geschädigt werden.

Man muss versuchen, weitere Komplikationen zu vermeiden und die einzelnen Organsysteme zu unterstützen. Wichtig ist das MODS frühzeitig zu erkennen.

■ **Dialyse**

Durch Sepsis und Organversagen wird unser Patient dialysepflichtig. Bei der **Dialyse** gibt es grundsätzlich 2 Verfahren: Die Hämodialyse und die Hämofiltration. Bei der Hämodialyse trennt eine semipermeable Membran das Blut von einer Wasser-Elektrolytlösung (Dialysat). Kleinmolekulare Substanzen diffundieren passiv durch die Membran. Bei der Hämofiltration entzieht man dem Blut Plasmaflüssigkeit durch eine Filtermembran und zwar durch einen Druckgradienten und nicht über eine Konzentrationsdifferenz. Die beiden Verfahren können auch in Kombination angewendet werden (Hämodiafiltration). Für die Hämodialyse muss der Patient ausreichend kreislaufstabil sein. Akute Indikationen für eine Dialyse sind Hyperkaliämie, Anstieg von Harnstoff, metabolische Azidose und Überwässerung.

■ **Hyperkalzämie**

Es ist überhaupt ein Wunder, dass unser Patient das alles überlebt. Wahrscheinlich durch die lange Liegezeit kommt es zu einer **Hyperkalzämie**. Die verläuft oft ohne bestimmte Symptome, vielleicht mit gastrointestinalen Beschwerden und Muskelschwäche – was es gefährlich macht. Denn wenn es zu einer hyperkalzämischen Krise kommt, liegt die Wahrscheinlichkeit daran zu sterben, bei 50%! Symptome dafür sind Polyurie, Polydipsie, Exsikkose, Erbrechen, psychiatrische Auffälligkeiten, Somnolenz bis Koma. Im EKG sieht man eine QT-Verkürzung und Rhythmusstörungen.

Im Körper gibt es 2 Arten von Kalzium, das Gesamtkalzium und das frei ionisierte Kalzium. Ungefähr die Hälfte des Kalziums im Körper ist gebunden, die andere Hälfte ist frei ionisiert. Das im Labor gemessen Serumkalzium stimmt normalerweise mit dem freien Kalzium überein. Das freie Kalzium ist aber abhängig von pH-Verschiebungen: Eine Azidose steigert den Anteil des freien Kalziums, eine Alkalose senkt ihn. Deshalb ist bei der Blutgasanalyse unter Umständen das frei ionisierte Kalzium angegeben.

Die Ursachen für eine Hyperkalzämie sind vielfältig. Neben Immobilisation kann der Patient einen Tumor haben, eine Sarkoidose oder endokrinologische Ursachen wie Hyperparathyreodismus, eine Nebennierenrindeninsuffizienz oder eine Hyperthyreose. Diverse Medikamente können eine Hyperkalzämie auslösen. Man muss die Medikamente, die den Kalziumspiegel erhöhen, absetzen. Der Patient braucht eine forcierte Diurese, man gibt Bisphosphonate (zum Beispiel Pamidronsäure), Glukokortikoide oder führt schließlich eine Dialyse durch.

- **Tracheotomie**

Unser Patient überlebt die hyperkalzämische Krise. Das nächste Problem: er hat Schwierigkeiten, sich wieder an selbstständiges Atmen zu gewöhnen. Wenn das Weaning, also die Entwöhnung von der Beatmungsmaschine, sehr lange dauert, kann es notwendig sein, eine **Tracheotomie** durchzuführen. Auf der Intensivstation werden normalerweise sogenannte Punktionstracheotomien durchgeführt. Das heißt, dass das Tracheostoma nicht durch ein Operation eingesetzt wird. Für eine Punktionstracheotomie gibt es verschiedene Techniken, die in Deutschland am verbreitetste ist die Ciaglia-Blue-Rhino-Technik. Dabei dehnt man die Luftröhre nach einem Einschnitt mit einem Dilatator auf. Wenn ein Patient dauerhaft eine Tracheostoma benötigt, ist eine chirurgisch-operative Tracheotomie die bessere Wahl.

- **Delir**

Schließlich erleidet unser Patient auch noch ein **Delir**. Das ist eine akute organisch bedingte Psychose. Es gibt eine hyperaktive und eine hypoaktive Form. Das heißt, die Patienten sind entweder agitiert oder apathisch. Es gibt auch einen Mischtyp, bei dem beide Formen in raschem Wechsel auftreten. Die Patienten haben Bewusstseins- und Orientierungsstörungen, vegetative Symptome wie starkes Schwitzen und Blutdruck- und Herzfrequenzanstieg. Bis zu 80 Prozent der beamteten Patienten entwickeln ein Delir. Ursachen dafür können unter anderem Infektionen, Elektrolytentgleisungen, Exsikkose oder ein Alkoholentzug sein.

- **CIP**

Nach Sichelzellkrise, Sepsis, Multiorganversagen, Dialyse, hyperkalzämischer Krise, Tracheotomie und einem Delir muss unser Patient schließlich noch eine **Critical Illness Polyneuropathie** (CIP) überstehen. Die Ursache für diese Erkrankung ist noch immer nicht ganz geklärt. Wahrscheinlich kommt es im Rahmen eines SIRS zu Störungen in der Mikrozirkulation. Entzündungsmediatoren schädigen die peripheren Nerven. Die Patienten haben einen Muskelschwund und schlaffe Lähmungen sämtlicher Extremitäten. Das Schmerzempfinden ist jedoch erhalten. Betroffen sind Intensivpatienten mit Sepsis, Multiorganversagen oder Langzeitbeatmung. Eine spezielle Therapie gibt es nicht. Meistens bilden sich die Lähmungen aber in Wochen bis Monaten wieder zurück.

- **Status epilepticus**

Dass der Patient zwischenzeitlich noch einen **Status epilepticus** erleidet, sieht dagegen fast harmlos aus. Ein Status ist ein Grand-mal-Anfall, der länger als 5 Minuten andauert oder eine Serie von Anfällen, zwischen denen der Patient nicht wieder das Bewusstsein erlangt.

Und jetzt?

Als die Notaufnahmeärztin ihren Patienten auf der Intensivstation besucht, ist sie frustriert. Er scheint so krank, dass keine Therapie mehr helfen wird. Ihre Arbeit als Ärztin, die moderne Medizin, scheint ihr sinnlos und sie stellt ihre Arbeit infrage. Doch ein Jahr später begegnet sie ihm wieder in der Notaufnahme. Wider alle Erwartungen hat er seine schwere Erkrankung überlebt. Er ist nicht mehr auf die Dialyse angewiesen und führt ein normales Leben.
Man soll eben nie die Hoffnung aufgeben.

Wir haben über verschiedene Fälle unsere Mediziner bei der Arbeit begleitet.
Sie mussten sich nicht nur mit schwierigen Erkrankungen, sondern auch mit menschlichen Schicksalen auseinandersetzen. Und weil es auch ein Leben außerhalb der Klinik gibt, haben sie auch ihre eigenen Probleme. Wie wird es mit ihnen weitergehen? Dazu noch ein kurzer Ausblick.
Vielleicht werden wir ihnen mal über den Weg laufen. Bestimmt aber wird es weitere medizinische spannende Fälle geben. Diese zu lösen, und dabei nicht das Menschliche aus den Augen zu verlieren, das wird die Hauptaufgabe bleiben.

Ausleitung

Marian C. Poetzsch

M.C. Poetzsch, *Spannende Fälle aus der Akutmedizin*,
DOI 10.1007/978-3-662-46607-0_7, © Springer-Verlag Berlin Heidelberg 2015

Maren ließ sich von der Abendsonne trocknen. Ein angenehmer Lufthauch wehte. Sie schlürfte den Rest ihres Cocktails. Dabei dachte sie an die Zeit, die als Ärztin schon hinter ihr lag. Nach der Notaufnahme war auch das Jahr auf der Intensivstation wie im Flug vergangen. Es war ein spannendes Jahr gewesen, ein anstrengendes, aber auch – das war ihr jetzt klar – ein trauriges. Wie viele Patienten waren gestorben? Wie viel Leid hatte sie gesehen? Und das sollte ihr alles nicht nahe gegangen sein? Sie dachte an die Fälle, die sie mit ihren Kollegen in der Notaufnahme und auf der Intensivstation erlebt hatte. Sie erinnerte sich an die vielen Schicksale…

Als **Herr R.** plötzlich nicht mehr sprechen konnte, war er selbst in die Notaufnahme gekommen. Auf der Intensivstation hatte er mehrere epileptische Anfälle erlitten. Schließlich fand man heraus, dass er eine seltene Form einer Enzephalitis hatte. Auch wenn bis zuletzt keine Ursache dafür gefunden wurde, hatte das Kortison gewirkt. Der Patient hatte nicht nur die Enzephalitis, sondern auch ein schweres Delir überstanden. Er fand wieder in sein Leben zurück. Mittlerweile hat er sogar eine feste Freundin. Mit ihr zusammen fährt er am Wochenende weiterhin auf Flohmärkte und zu Versteigerungen. Die beiden haben einen Laden für Antiquitäten aufgemacht, die Geschäfte laufen gut.

Herr M. hatte in der Arbeit starke Schmerzen in der Brust verspürt. Er war in sein Auto gestiegen und selbst zur Notaufnahme gefahren. Er hatte einen schweren Herzinfarkt. Trotz schneller Versorgung im Herzkatheter erlitt er einen kardiogenen Schock. Er lag über einen Monat auf der Intensivstation. Ein Jahr später kann er wieder Tennis spielen, fährt in den Urlaub und ist in seinen Betrieb zurückgekehrt. Nur die vielen Tabletten, die er nehmen muss, stören ihn.

Der Nachbar hatte den Notarzt gerufen, als er **Herrn F.** bewusstlos in der Wohnung gefunden hatte. Markus Bergmann war als Notarzt vor Ort gewesen. Er würde diesen Einsatz nicht vergessen. Nach vielen Schwierigkeiten hatte er Herrn F. über den Schockraum in das Krankenhaus gebracht. Dort stellte sich heraus, dass der Patient nicht nur eine schwere Sepsis hatte, sondern auch einen Schlaganfall. Nach einer langen Zeit auf der Intensivstation hat der Patient seine Erkrankung überstanden, aber er ist trotzdem ein Pflegefall geblieben. Heute lebt er in einem Heim. Er hat keine Angehörigen. Sein Nachbar hat ihn einmal besucht.

Herr A. machte zusammen mit seiner Frau und den Kindern Urlaub in Europa. Er hatte schon seit Wochen immer wieder Schwindel und Kopfschmerzen. In Deutschland überredete ihn seine Frau in die Notaufnahme zu gehen. Dort bekam er Atemnot und Brustschmerzen. Maren Schneider versorgte ihn in der Notaufnahme. Schließlich wurde sein Zustand so schlecht, dass er intubiert werden musste. Eine Erkrankung der Nebennierenrinde hatte zu einer Entgleisung des Blutdrucks und einem Lungenödem geführt. Der Blutdruck wurde mit Medikamenten eingestellt, ein Teil der Nebenniere entfernt. Heute geht es Herrn A. wieder gut. Den Urlaub hat er zu einem späteren Zeitpunkt nachgeholt.

Die Krankenschwester hatte das Zimmer nur für eine halbe Stunde verlassen. Als sie wiederkam, lag Herr G. mit Schnappatmung auf dem Boden. Das Reanimationsteam war sofort zur Stelle, sie brachten ihn auf die Intensivstation. Es war zunächst eine erfolgreiche Reanimation. Der Kreislauf funktionierte wieder. Danach wurde der Patient für 48 Stunden gekühlt. Er lag neben Karla Becker, die ihn zuerst als Ärztin betreut hatte. Nun kämpfte sie wegen eines akuten Lungenversagens selbst um ihr Leben. Karla überlebte. Herr G. ist auch eine Woche später nicht aufgewacht. Schließlich schaltete man die Geräte ab.

Frau F. hatte einen Einriss der Aorta erlitten. Letztendlich konnte Intensivmediziner Klasen herausfinden, dass sie an einer schweren Form einer Autoimmunerkrankung litt. Auch wenn sie die Operation an der Aorta überstanden hatte, verbesserte sich ihr Gesundheitszustand nicht. Ihre Nieren versagten, sie brauchte eine Dialyse. Außerdem kam es zu mehreren Schlaganfällen. Obwohl Klasen zuletzt die richtige Diagnose stellte und die Patientin behandelte, hat sie sich nicht mehr erholt. Sie hatte keine Patientenverfügung. Ihr Mann war schon vor Jahren gestorben, sie hatte keine Kinder. Ein Jahr später ist auch sie gestorben.

Herr B. litt an 2 verschiedenen Bluterkrankungen. Er war wegen starker Schmerzen in die Notaufnahme gekommen. Dort hatte ihn Maren Schneider behandelt. Als er plötzlich Atemnot bekam, verlegte sie ihn auf die Intensivstation. Dort erlitt er einen septischen Schock mit Multiorganversagen, mehrere Schlaganfälle und viele weitere Komplikationen. Man hatte ihn bereits aufgegeben. Als ihn Maren ein Jahr später wieder in der Notaufnahme sah, hatte er fast keine Beschwerden mehr. Sein Asylantrag in Deutschland war genehmigt worden. Er hatte eine Stammzellentransplantation erhalten. Mittlerweile ist er verheiratet, hat ein Kind und holt auf der Abendschule sein Abitur nach.

■ **Karla B.**

Es schien Karla wie eine Ewigkeit, als sie nach ihrer schweren Erkrankung endlich von der Intensivstation zur Frührehabilitation verlegt wurde. Ihre Intensivzeit hatte sie nicht nur als Ärztin hinter sich gebracht. Zum Schluss war sie sogar selbst zum Patienten geworden: Sie hatte einen septischen Schock und ein akutes Lungenversagen überstanden. Wer konnte da schon von sich sagen, er sei wieder der alte? Trotzdem hatte sie protestiert. »Eine Reha? Muss das sein? Bin ich dafür nicht zu jung und zu gesund?« Doch sie hatte selbst bemerkt, dass sie körperlich noch nicht wiederhergestellt war. Das würde Zeit brauchen.

Nicht mehr zu rauchen fiel ihr nicht schwer. Allein der Gedanke daran, Rauch in ihre Lungen zu inhalieren, in ein lebenswichtiges Organ, das noch vor wenigen Wochen fast komplett seine Arbeit eingestellt hätte – es erschien ihr absurd.

Viele Dinge betrachtete sie jetzt mit anderen Augen. Früher hatte sie oft nur die Medizin gesehen, wollte als Ärztin funktionieren – aber was war mit den Menschen dahinter? Wie eine Maschine hatte sie manchmal gearbeitet. Nun wollte sie einiges anders machen. Vielleicht würde sie wieder auf die Intensivstation zurückkehren. Aber zunächst stand ein Wechsel an.

Sie holte die Papiere aus dem Schrank. Der Anmeldebogen für ihre Arbeit im Ausland bei der Ärzteorganisation war schon ausgefüllt. Wenig später ging sie zum Briefkasten und warf den Umschlag ein.

■ **Herrmann K.**

Er absolvierte weiterhin am liebsten Spätdienste. Vormittags schlief er aus. Manchmal ging er nach der Arbeit noch auf ein Jazzkonzert. Er fing sogar selbst wieder an, Saxophon zu spielen. Seine Freundin hatte nicht darauf bestanden, dass sie zusammenzogen. Manchmal kochte er ein Abendessen für sie in ihrer neuen Küche. Er würde weiter auf der Intensivstation bleiben. Seine Arbeit machte ihm einfach verdammt viel Spaß.

■ **Maren S.**

Nach ihrer Zeit auf der Intensivstation hatte Maren mit ihrem Mann eine Auszeit genommen. Mit dem Kind hatten sie endlich die lange geplante Weltreise unternommen. Schließlich war Maren gut gebräunt in die Notaufnahme zurückgekehrt.

Auf die Intensivstation wollte sie nicht mehr zurück. Sie wollte die Zeit nicht missen, aber auf Dauer war es nichts für sie. Mittlerweile hatte sie das 2. Kind bekommen und war nun wieder in Elternzeit.

In Gedanken versunken hatte sie gar nicht gemerkt, dass das Baby schon mit dem Trinken aufgehört hatte. Sie nahm es hoch und widmete sich den praktischen Dingen. Außerdem musste sie die Lasagne aus dem Ofen nehmen. Sie hatte ihren Kollegen Markus Bergmann und seine Frau zum Essen eingeladen. Er hatte gerne zugesagt. Er arbeitete jetzt in einer Praxis und hatte abends fast immer Zeit. Er schien zufrieden. Sie war es auch.

Serviceteil

Fragencheck

❓ Kapitel 2, Der Mann ohne Worte

1. Welche Differentialdiagnosen gibt es bei dem Symptomkomplex Chephalgie und Krampfanfall?
2. Welche Untersuchungstechniken wären bzgl. der genannten Symptome für eine zielführende Diagnostik sinnvoll?
3. Welche Enzephalitisformen gibt es und wie unterscheiden sich diese in der Symptomatik und Behandlung?
4. Warum ist im vorliegenden Fall der Einsatz von Kortison die rettende Idee?
5. Was sind sogenannte reversible Ursachen bei einer Reanimation?

❓ Kapitel 3, Bauchgefühle

1. Welche Differentialdiagnosen gibt es für eine Bewusstlosigkeit?
2. Was sind die Zeichen eines SIRS?
3. Welche Arten von Lungenödem gibt es und was können die Ursachen sein?
4. Was ist die Ursache für ein Conn-Syndrom und welche Laborkonstellation findet sich dabei?

❓ Kapitel 4, Keine Luft

1. Welche Zeichen sind typisch für eine Blinddarmentzündung?
2. Was ist der Unterschied zwischen einer VAP-, CAP- und HAP-Pneumonie und welches Antibiotikum wäre das Mittel der Wahl, um eine CAP im Krankenhaus zu behandeln?
3. Welcher pathologische Mechanismus liegt dem *Acute respiratory distress syndrome* (ARDS) zugrunde und wie greift die extrakorporale Membranoxygenierung in diesen Mechanismus therapeutisch ein?
4. Wie äußert sich ein Delir und wie bzw. wodurch kann es ausgelöst werden?
5. Was versteht man unter einer therapeutischen Hypothermie und wann setzt man sie ein?

❓ Kapitel 5, Alles oder nichts

1. Welche Ursachen können einem generalisierten tonisch-klonischen Anfall zugrunde liegen? Ab wann handelt es sich um einen Status epilepticus?
2. Wie ist ein akutes Nierenversagen (ANV) definiert und welche Kriterien helfen bei der Klassifizierung?
3. Warum wird der Lupus erythematodes als »Chamäleon« bezeichnet und wie kann er diagnostiziert werden?

4. Welche Parameter sollten zur Diagnostik der hämolytischen Anämie im Labor angefordert werden?
5. Was sind mögliche Symptome einer Aortendissektion und was können die Ursachen sein?

❓ Kapitel 6, Schmerzen

1. Was ist eine schwere Sepsis, was ist ein septischer Schock? Welcher Laborwert ist ein früher Marker für eine Sepsis?
2. Welche Ursachen können einer Hämaturie zugrunde liegen?
3. Welche Komplikationen können bei einer Sichelzellanämie kurz- und langfristig auftreten?
4. Was sind Symptome einer Hyperkalzämie? Was können Ursachen dafür sein?
5. Was versteht man unter einer Beta-Thalassämie?

Tipps zum Nachlesen

- **Kapitel 2, Der Mann ohne Worte**

Habekuss F. Entzündete Seele. Die Zeit, Wissen. 2014; 31: 29.

Prüß H. Neuroimmunologie: Neues zur limbischen Enzephalitis. Aktuelle Neurologie. 2013; 40: 127–136.

- **Kapitel 3, Bauchgefühle**

Kober D, Maisch S, Tank S. Hypertensives Lungenödem. Notfall- und Rettungsmedizin. 2013; 16: 454–456.

Lugeder A, Klüppel D, Barndt I, Baderkhan A, Zeichen J. Perforiertes Magenulcus als kausale Ursache einer unklaren Bewusstlosigkeit? Notfall- und Rettungsmedizin. 2013; 16: 543–548.

- **Kapitel 5, Alles oder nichts**

Bernhard M, Unterlauf A, Saur D, Seiwerts M, Pega J, Gries A. »Erstens kommt es anders und zweitens als man denkt« – gefährliche Diagnose maskiert durch einen Krampfanfall. Notfallmedizin up2date. 2013; 8: 91–96.

Bleyer B, Pawlik M. In dubio pro vita - oder doch nicht? Bayerisches Ärzteblatt. 2013; 12: 664–666.

Bulgakow M.Arztgeschichten. München: Sammlung Luchterhand, 1993.

Diaz L, Kinzelmann F. Kranker Mann, was nun? taz.die tageszeitung. 2014.

Klinkhammer G. Ethikberatung im Krankenhaus: »Handeln zu Wohle des Patienten«. Deutsches Ärzteblatt. 2007; 104(6): A-324 / B-285 / C-273.

Robert Koch Institut. Epidemiologisches Bulletin. 2013; 44: 449–453.

- **Allgemein**

Diener HC, Weimar C, Hrsg. Leitlinien für Diagnostik und Therapie in der Neurologie. Stuttgart: Thieme, 2012.

Herold G. Innere Medizin, 2013.

Kehl F, Schulz-Stübner S. Intensivmedizin. Heidelberg: Springer Medizin Verlag, 2011.

Wilhelm W (Hrsg.). Praxis der Intensivmedizin. Heidelberg: Springer Medizin Verlag, 2013.

Stichwortverzeichnis

Printing: Ten Brink, Meppel, The Netherlands
Binding: Ten Brink, Meppel, The Netherlands